基础营养学

主 编 冯 磊

副主编 沈 健

浙江大学出版社

《基础营养学》编写人员

主　编　冯　磊

副主编　沈　健

编　者　（按姓氏笔画先后为序）

王文蔚　邓志新　冯　磊

沈　健　陈伟平　余　清

诸　杰　黄陈平

目　　录

绪　论

营养学是研究人体营养规律及其改善措施的科学。所谓的人体营养规律,包括普通成年人在一般生活条件或在特殊环境因素条件下和特殊生理条件人群的营养规律。改善措施包括纯生物科学的措施和社会性措施,既包括措施的根据也包括措施的效果评估。

营养是食物中的营养素被机体消化吸收,并在体内代谢,发挥其生理功能的过程。也就是说,人类为了生存和生活必须摄取食物,以维持正常的生理功能、生物化学功能和免疫功能,以及生长发育、新陈代谢等生命活动。此外,人体每天劳动、运动所消耗的能量也必须由食物供给。

人体所需的营养素有蛋白质、脂类、碳水化合物、矿物质、维生素和水六大类。每类营养素中又分成许多种,如脂类包括脂肪和类脂;维生素包括脂溶性维生素和水溶性维生素;等等。这些营养素各具独特的营养功能,但在参与人体的新陈代谢中又密切联系、相互促进同时又相互制约,共同参加、推动和调节人体的生命活动。

由于营养过程是人体最基本的一种生理过程,从关怀人的生理条件及其影响,以及影响的后果的角度出发,人们很早就开始了营养学的研究,因而营养学是一门很古老的科学。在我国,几乎从有文字记载的历史年代开始,人们就发现了营养这一基本生理过程。这一点,在中国和其他国家都是如此。

营养学的发展大体上经过了从宏观调控到微观调控,然后受到社会的促进又开始重新重视宏观调控的过程。

我国从三千多年以前,从有文字记载的历史年代开始就有了关于营养学的论述,如在我国最古老的古籍《黄帝内经》中就有关于食医和养生的记载。如"五谷为养"、"五果为助"、"五畜为益"等记载和《内经灵枢篇》关于各种食物分为"温、凉、寒、热"四性和"酸、辛、苦、碱、甘"五味及各种食物的归经、主治的论述。在漫长的两三千年的历史发展过程中,由于我国对营养现象和营养因素的认识与分析未立足于唯物主义的观点,因而在很长的历史时期中对于营养的论述,主要限于食物营养作用的经验汇总和立足于阴阳五行学说的抽象演绎(在食物的营养作用经验汇总方面,我国有几十部食疗本草与食物本草类的食物药理学著作;关于立足于阴阳五行学说的营养学抽象演绎性论述,则分散在全部医书古籍中)。古典营养学虽然具有人体与环境因素相互影响的总体观,但终因缺乏实验技术科学的基础,以致西方的近代营养学传入中国以后,很快就形成了我国近代营养学的基础。

西方的营养学也可分为古典营养学与近代营养学这样两个主要历史阶段。西方的古典营养学,受当时人们对营养这一基本生理过程理解上的局限,在相当长的一个历史时期中仅是由很粗浅的几种要素演绎而成。在西方,成为古典营养学理论基础的有地、水、火、风四大要素学说。

在欧洲经过了漫长的黑暗时代以后,从文艺复兴、产业革命开始,逐渐形成了近代营养学的理论基础。西方的近代营养学大体上可以分为三个发展阶段。

第一阶段，其主要特点是化学、物理学等基础科学学科的发展为近代营养学打下实验技术科学的理论基础。

第二阶段，则是在上述化学、物理学的基本原理认识的基础上，充实了大量的营养学实验研究资料的时期。在 19—20 世纪，经过大批营养科学家的努力，人们对营养素的认识从最初的三大营养素发展为二三十种营养素，营养代谢也分为基础代谢、劳动与生活负荷后所增加的代谢、食物的特殊动力作用等。

第三阶段，是在第二次世界大战结束以后，营养科学进入立足于实验技术科学的鼎盛时期。对营养科学规律的认识也是从宏观向微观、更微观方面发展。分子生物学的理论与方法的发展使营养科学的认识进入了分子水平、亚细胞水平。

第二次世界大战结束以后，营养工作的社会性不断得到加强。在世界卫生组织与联合国粮农组织的努力下，加强了营养工作的宏观调控。营养学出现了一些新的名词和提法，如投入与效益评估、公共营养学、社会营养学、营养监测、营养政策。营养学更明显地重视如何使广大人民群众得到营养科学知识和实惠。有的国家制定颁发了有关社会营养的法律、法规，有的国家在议会中成立了主管营养工作的委员会，有的国家在政府里成立了主管公共营养的机构。

从目前营养学的研究动态看，营养学研究的分工越来越细，有专门从事食品营养成分分析的分析营养学；将基础营养学与临床实践结合用以疾病治疗或辅助治疗的临床营养学；研究妇、幼营养问题的妇幼营养学；研究老年营养问题的老年营养学；等等。此外还有许多研究专题，例如营养与免疫、营养与肿瘤、营养与智力、营养与长寿、营养知识的宣传与普及等。这些营养学分支或营养专题研究，很多是既有理论性研究又具有社会实践性的。例如妇幼营养学、老年营养学，其既研究这些特殊人群的生理特点、营养素的功能和营养素的消化、吸收、代谢、排泄等生物学过程，又对这些人群开展社会营养监测、制定营养素供给标准等一系列公共营养工作。由此看来，营养学的研究范围越来越广，将来还会有更多的营养学分支出现。

第一章 营养学基础

营养是指人体吸收、利用食物或营养物质的过程，也是人类通过摄取食物以满足机体生理需要的生物学过程。

人类为了维持正常的生理功能和满足劳动及工作的需要，必须每日从外界环境摄入必要的物质，除空气和水外，还要通过各种食物组成的膳食，获得人体需要的各种营养物质，以满足机体的正常生长发育、新陈代谢和工作、劳动的需要，这些营养物质即为营养素，是保证人体健康的物质基础。

人体需要的营养素主要包括蛋白质、脂肪、碳水化合物、矿物质、维生素和水等六大类。蛋白质、脂肪和碳水化合物称为宏量营养素；维生素和矿物质称为微量营养素。凡在人体内总重量大于体重 0.01% 的矿物质，称为常量元素，而在人体内总重量小于体重 0.01% 的矿物质，则称为微量元素。热能来源于食物中碳水化合物、脂肪和蛋白质所含的能量。这三种营养素经过氧化分解释放出热能，满足人体的需要。

第一节　蛋　白　质

蛋白质是生命的物质基础，由氨基酸组成。正常人体中蛋白质约占体重的 16% ～ 19%，并始终处于不断分解又不断合成的动态平衡之中。人体中的蛋白质有些是功能性蛋白质，包括体内绝大多数的酶、运输载体、抗体、部分激素等；有些是结构性蛋白质，包括肌腱和韧带、疤痕组织、头发、指甲等。

一、氨基酸和蛋白质的分类

（一）氨基酸的分类

氨基酸是组成蛋白质的基本单位，生物体中绝大多数蛋白质都是由 20 种具有不同侧链的 α-氨基酸组成的。对人类而言，按其是否能在体内合成，20 种氨基酸分为必需氨基酸和非必需氨基酸。所谓必需氨基酸是指那些不能在体内合成或合成量很少不能满足机体需要的氨基酸，必须由食物蛋白质提供。它们是缬氨酸、亮氨酸、异亮氨酸、苏氨酸、色氨酸、甲硫氨酸（蛋氨酸）、苯丙氨酸和赖氨酸 8 种。后来发现组氨酸为婴儿所必需，因此婴儿的必需氨基酸为 9 种。人体没有这些氨基酸就无法合成所需的蛋白质，因此必须经常食用那些含有各种必需氨基酸的食物。而非必需氨基酸可在人体内合成或从必需氨基酸转变而来。例如，半胱氨酸可由甲硫氨酸转变而成，酪氨酸可由苯丙氨酸转变而来，如果膳食能提供这两种氨基酸，人体则可减少对甲硫氨酸和苯丙氨酸的需要量。

还有一些氨基酸虽然可在人体内合成，但受生长发育、生理条件和病理等因素的影响，合成受限,通常把这些在某些条件下合成受限的氨基酸称为条件必需氨基酸,如半胱氨酸、脯氨酸、丝氨酸、精氨酸、酪氨酸、牛磺酸等。

（二）蛋白质的分类

根据蛋白质的组成成分,可把蛋白质分为单纯蛋白质和结合蛋白质。单纯蛋白质只含氨基酸,而结合蛋白质除蛋白质部分外,还含有非蛋白质部分,它为表现蛋白质的生物活性或蛋白质的代谢所必需;常见的有色素化合物、糖类、脂类、磷酸、金属离子及核酸等。

根据蛋白质的营养价值,又可把蛋白质分为完全蛋白质和不完全蛋白质。完全蛋白质:所含必需氨基酸种类齐全,但有的数量不充足、比例也不恰当,可以维持生命,但不能促进儿童的生长发育。不完全蛋白质:所含必需氨基酸种类不全,既不能维持生命,也不能促进生长发育。

二、蛋白质的生理功能

蛋白质的功能众多,这里阐述一些有代表性的功能,用以说明蛋白质在体内作用的多样性、独特性和重要性。

1. 支持机体生长、更新

机体生长发育需要蛋白质组成细胞组织。胶原蛋白和弹性蛋白在骨骼、肌腱和结缔组织中起支架作用;核蛋白在细胞生长和增殖中起作用。更为重要的是,人体中的蛋白质不断地在新陈代谢过程中进行组织的更新和修复。红细胞的寿命只有3~4个月,消化道黏膜细胞只能存活3天,它们在不断地死亡和更新。皮肤细胞也会死亡脱落,而新的细胞又不断地产生。几乎所有的细胞都要经历产生和死亡这个过程。在活细胞内部,自身的蛋白质也处在不断的合成和分解之中。食物中的蛋白质可以支持所有的细胞更新和机体的生长发育,如蛋白质供给不足,成人表现为体质下降、免疫功能减退等,儿童则会影响生长发育。蛋白质是机体结构如皮肤、韧带、肌腱、肌肉、膜及器官的核心成分。

2. 合成酶、激素和其他化合物

酶是活细胞中最重要的蛋白质之一。单个细胞中就有成千上万种酶,它们催化特定的化学反应按一定的顺序和方向进行。含氮激素的化学本质是蛋白质或其衍生物,如生长激素、促甲状腺素、肾上腺素、胰岛素等。机体还可用酪氨酸合成黑色素,而色氨酸是血清素和烟酸的合成原料。蛋白质帮助机体运输所需的各种物质,如脂肪、矿物质和氧。蛋白质构成血液凝固因子及提供网架以供血液凝固。

3. 增强免疫功能

机体的免疫功能与蛋白质的关系十分密切。形成免疫细胞和抗体、补体都需要充足的蛋白质;吞噬细胞的作用与摄入的蛋白质的量有关。大部分免疫细胞在骨髓、胸腺、脾脏及淋巴组织中发生、分化成熟和发生免疫应答,若长期缺乏蛋白质,这些组织将明显萎缩,失去制造免疫细胞和抗体的能力,机体抗病能力降低,易感染疾病。

4. 维持体液的正常渗透压

蛋白质可维持水分在体内的正常分布。正常人血浆与组织液间的水分不断地进行交换,保持动态平衡。血浆胶体渗透压是由蛋白质(以白蛋白为主)的浓度决定的。机体长期摄入蛋白质过低,可使血浆蛋白质浓度下降,血浆胶体渗透压也随之下降,组织间水分潴留,可出现水肿。

5. 维持酸碱平衡

正常情况下,机体不断地产生酸性物质和碱性物质,大多由血液运输到相应器官进行代谢。血液有非常完善的缓冲系统使自身的 pH 值处于正常范围。蛋白质是两性物质,它与碳酸盐、磷酸盐等均为维持血液酸碱平衡的重要物质。

6.提供能量

以上所述的各种功能只有蛋白质才能实现,但当碳水化合物和脂肪所供能量不足,或蛋白质摄入量超过体内蛋白质更新的需要时,蛋白质也能提供能量。蛋白质被分解成氨基酸后,不仅能提供能量,而且其中的生糖和兼性氨基酸还可以转化为葡萄糖。因此在必要条件下,蛋白质能够帮助维持血糖水平的稳定,以满足大脑对葡萄糖的需要。

三大供能营养素的相似之处和区别是:糖提供能量,脂肪提供高能量,而蛋白质只有在需要的情况下才提供能量以及氮。

只有糖和脂肪提供的能量足以满足细胞需要时氨基酸才会用来合成蛋白质。人体可以糖和脂肪的形式储存能量,其中糖以糖原的形式储存,脂肪以三酰甘油(甘油三酯)的形式储存。但蛋白质只能以组织的结构成分和功能分子的形式存在,当情况紧急时,人体就不得不分解组织蛋白得到氨基酸以获得能量。每种蛋白质的调用都有一定的程序:首先是血液和肝脏中的小蛋白质分子,其次才是肌肉和其他器官的蛋白质。因此,能量不足(饥饿)时会同时导致机体脂肪组织和非脂肪组织的消耗。

当氨基酸供给过量,人体无法储存过量的氨基酸时,氨基酸脱去氨基,并将剩下的碳骨架转化为肝糖原和脂肪储存。

三、蛋白质的消化、吸收和代谢

1.蛋白质的消化与吸收

食物蛋白质的消化始于胃。胃中的胃酸首先使蛋白质变性,使蛋白质的空间结构破坏以利于消化酶发挥作用。在胃蛋白酶等消化酶的作用下,食物蛋白质被部分水解进入小肠。

食物蛋白质消化吸收的主要场所在小肠。蛋白质在小肠中的胰蛋白酶、糜蛋白酶等多种蛋白水解酶的作用下分解成氨基酸和小分子肽(主要是二肽和三肽),被肠黏膜细胞吸收。在肠肽酶的作用下,小分子肽进一步分解为氨基酸单体,经门静脉进入肝脏。近年来研究发现,有些小分子肽也可以直接被吸收。

游离氨基酸被肠黏膜细胞吸收时,需与肠黏膜刷状缘上的载体相结合。这类载体目前已发现9种,可分为 Na^+ 依赖型和非 Na^+ 依赖型两大类。其中大部分是 Na^+ 依赖型,类似于葡萄糖的转运体系,主要有中性氨基酸载体和苯丙氨酸载体和甲硫氨酸载体、亚氨基酸载体(如脯氨酸和羟脯氨酸);非 Na^+ 依赖的载体中主要有苯丙氨酸载体、亮氨酸载体及碱性氨基酸载体。载体转运氨基酸的过程是一个耗能的主动转运过程,同种类型的氨基酸会竞争同一个吸收位点,所以当任何一种氨基酸摄入量太大时,这种氨基酸就会限制其他同种类型氨基酸的吸收。小分子肽的吸收则依靠肠黏膜细胞上的二肽或三肽转运体系,它们的吸收也是一个耗能的主动转运过程,主要发生在小肠近端,故小分子肽的吸收甚至先于游离氨基酸。有人认为,这些小分子肽有类似于激素的调节机体功能的作用,并为机体提供有关的环境信息。另一方面,小分子肽也可能是引起食物过敏的原因。在小肠内,蛋白质不能被完全消化吸收,未被消化的蛋白质以及部分消化的蛋白质分解产物进入大肠,在大肠细菌的作用下腐败,产生胺、酚及吲哚等有毒物质,大部分随粪便排出体外,少量被肠黏膜吸收入血,经解毒后随尿排出。

2.蛋白质的代谢

氨基酸被吸收进入血循环后,可被机体不同组织细胞迅速摄取,用于组织的生长和更新。组织蛋白更新的速率随组织的性质不同而异,肠黏膜细胞蛋白更新只需1~3天,肝脏组织蛋白更新亦较快,而肌肉组织蛋白更新较慢且数量大,估计成人每日蛋白的更新量可达体内蛋白总量的 1% ~2%。

如果氨基酸不能被用来合成蛋白质或其他含氮化合物,从某种意义上说是一种"浪费"。常见于以下 4 种情况:(1)当机体其他的能源物质不足时;(2)当机体蛋白质供过于求时;(3)当体内某种氨基酸过量时,如摄入氨基酸补品;(4)当食物中的蛋白质质量较低或必需氨基酸种类不全、含量过少时。

为了避免蛋白质的浪费和保证人体所需蛋白质的合成,必须满足三个条件。首先,食物蛋白质必须足量。其次,供应的必需氨基酸必须适量。第三,产能物质糖和脂肪必须足量。

3. 氮平衡

当每日膳食中的蛋白质的质和量均适宜时,机体摄入的氮量与从粪、尿、皮肤等排出的氮量相等,称为氮的总平衡。这是机体蛋白质合成与分解之间的动态平衡。

儿童、孕妇及疾病恢复期的患者,为了生长发育、合成或修复组织等需要,对蛋白质的需要量增加,摄入氮多于排出氮,体内出现正氮平衡。反之,当机体处于衰老、饥饿或疾病状态时,蛋白质的摄入量低,体内蛋白质的合成减少或分解加剧,氮的排出量超过摄入量,出现负氮平衡,可影响生长发育或疾病的康复。

四、食物蛋白质的营养学评价

评价食物蛋白质的营养价值,对于食物品质的鉴定、食品资源的研究和开发利用、人群膳食指导等许多方面都很重要。各种食物蛋白质的含量、质量都不一样,人体对不同食物蛋白质的消化、吸收及利用程度也存在差异,所以营养学主要从蛋白质的含量、被消化吸收的程度和被人体利用程度这三个方面全面地评价食物蛋白质的营养价值。

(一)蛋白质的含量

蛋白质含量是食物蛋白质营养价值的基础,不论蛋白质营养价值有多高,如果数量不充足,还是不能满足机体的生理需要。食物中蛋白质含量的测定,一般使用微量凯氏定氮法先测定食物中的氮含量,再乘以换算系数,就可得到食物蛋白质的含量。不同蛋白质的含氮量是有差别的,故换算系数也不甚相同。但对同种食物来说,通常是不变的。一般食物蛋白质的含氮量为 16%,由氮计算蛋白质的换算系数是 6.25。

(二)蛋白质消化率

蛋白质消化率不仅可反映蛋白质在消化道内被分解的程度,还可反映消化后氨基酸和肽被吸收的程度。蛋白质在食物中存在的形式与结构的不同、食物中存在着阻碍蛋白质消化吸收的因素、不同食物或同一种食物的不同加工方式等均可影响蛋白质的消化率。如动物性食物中的蛋白质,其消化率一般高于植物性食物。大豆整粒食用时,消化率仅为 60%,而加工成豆腐后其消化率提高到 90% 以上,这是因为加工过程中去除了大豆中的纤维素和其他不利于蛋白质消化吸收的因素。

蛋白质消化率的测定,无论以人还是以动物为实验对象,都必须检测实验期内摄入的食物氮、排出体外的粪氮和粪代谢氮,再以下列公式计算。

$$蛋白质消化率(\%) = \frac{食物氮 - (粪氮 - 粪代谢氮)}{食物氮} \times 100$$

粪代谢氮,是指未被消化吸收的肠道内源性氮,是试验对象完全不食用蛋白质时检测到的粪中含氮量,主要来自肠道脱落细胞和肠道细菌。成人 24 小时内粪代谢氮一般为 0.9~

1.2g。

上式计算结果,是蛋白质的真消化率。但在实际应用中往往不考虑粪代谢氮,这样不仅实验方法简便,而且因所测得的结果比真消化率低,具有一定的安全性,这种消化率叫做表观消化率。

(三)蛋白质利用率

蛋白质利用率是指蛋白质消化后在体内被利用的程度。衡量蛋白质利用率的指标有很多,分别从不同角度反映蛋白质在体内被利用的状况。

1. 蛋白质生物价

蛋白质生物价是反映食物蛋白质吸收后被机体利用程度的指标。生物价的数值越高,表明食物蛋白质被机体利用的程度越高,最大值是100。计算公式如下:

$$蛋白质生物价 = \frac{储留氮}{吸收氮} \times 100$$

$$吸收氮 = 食物氮 - (粪氮 - 粪代谢氮)$$

$$储留氮 = 吸收氮 - (尿氮 - 尿内源性氮)$$

尿氮和尿内源性氮的检测原理和方法与粪氮、粪代谢氮一样,成人24小时内尿内源性氮一般为2.0~2.5g。

蛋白质生物价对指导肝、肾疾病患者的膳食有重要意义,生物价高,表明食物蛋白质中的氨基酸主要用于合成人体蛋白质,而经肝、肾代谢供给能量或由尿排出的氮很少,有利于减轻肝、肾负担。

2. 蛋白质净利用率

蛋白质净利用率是反映食物蛋白质消化吸收后被机体利用程度的指标,它既包括食物蛋白质的消化,也包括其利用,因此更为全面。

$$蛋白质净利用率(\%) = 消化率 \times 生物价 = \frac{储留氮}{食物氮} \times 100$$

3. 蛋白质功效比值

蛋白质功效比值是指在实验期内,处于生长阶段中动物的体重增加量与摄入的食物蛋白质量之比,可反映蛋白质的营养价值。一般选择刚断乳的雄性大白鼠,用含10%蛋白质的饲料喂养28天,每日记录进食量,每周称量体重。由于食物蛋白质主要被用来提供生长需要,所以该指标被广泛用作婴幼儿食品中蛋白质的营养价值评价。

$$蛋白质功效比值 = \frac{动物体重增加(g)}{摄入食物蛋白质(g)}$$

4. 氨基酸评分

氨基酸评分是通过分析食物蛋白质的氨基酸组成,评价蛋白质营养价值的一种方法,目前被广泛采用。确定某一食物蛋白质评分通常分两步,首先测定待评食物蛋白质中每种必需氨基酸的量,然后将上述每种必需氨基酸的量与参考蛋白质中相同的必需氨基酸的量进行比较,比值最低者,为第一限制氨基酸;次之,为第二限制氨基酸,依次类推。机体在合成蛋白质时,每一种氨基酸都无法取代其他氨基酸。由于限制氨基酸的存在,食物蛋白质的利用受到限制。待评食物蛋白质的第一限制氨基酸与参考蛋白质中同种必需氨基酸的比值乘以100,即为该种蛋白质的氨基酸评分。

$$氨基酸评分 = \frac{待评食物蛋白质第一限制氨基酸含量(mg/g 蛋白质)}{参考蛋白质同种氨基酸含量(mg/g 蛋白质)} \times 100$$

式中参考蛋白质可采用 FAO/WHO 专家委员会制定的"暂定氨基酸计分模式";也可把鸡

蛋白蛋白和牛奶中的酪蛋白用作参考蛋白质,因为这两种蛋白质是已知营养价值最高的蛋白质。

例如,小麦粉蛋白质的必需氨基酸与暂定氨基酸计分模式相比,限制氨基酸为异亮氨酸、赖氨酸、苏氨酸和缬氨酸,其中赖氨酸的比值最低,为第一限制氨基酸,小麦蛋白质的氨基酸分为46.7。

表1-1、1-2示出了必需氨基酸的计分模式。

表 1-1　氨基酸计分模式(1973 年)

氨　基　酸	建　议　水　平	
	氨基酸量(mg/g 蛋白)	氨基酸量(mg/g 氮)
异亮氨酸	40	250
亮氨酸	70	440
赖氨酸	55	340
甲硫氨酸 + 胱氨酸	35	220
苯丙氨酸 + 酪氨酸	60	380
苏氨酸	40	250
色氨酸	10	60
缬氨酸	50	310
总　计	360	2250

表 1-2　氨基酸分计算举例

氨　基　酸	小麦粉(标准粉)(mg/g 蛋白)	评分模式(mg/g 蛋白)	氨基酸评分
异亮氨酸	37.0	40	92.5
亮氨酸	70.5	70	100.7
赖氨酸	25.7	55	46.7*
甲硫氨酸 + 胱氨酸	36.1	35	103.1
苯丙氨酸 + 酪氨酸	78.3	60	130.5
苏氨酸	28.3	40	70.8
色氨酸	12.4	10	124.0
缬氨酸	47.2	50	94.4

注:＊为第一限制氨基酸、小麦粉(标准粉)的氨基酸评分。

氨基酸评分的方法比较简单,缺点是没有考虑蛋白质的消化率。为此,美国食品药物管理局(FDA)制定了经消化率修正的氨基酸评分(PDCAAS)。这种方法可替代蛋白质功效比值,对除孕妇和1岁以下婴儿以外所有人群的食物蛋白质进行评价。其计算公式如下:

$$PDCAAS = 氨基酸评分 \times 蛋白质真消化率$$

表1-3列举了几种常见食物蛋白质的 PDCAAS。

表 1-3　几种食物蛋白质的 PDCAAS

食物蛋白	PDCAAS	食物蛋白	PDCAAS
酪蛋白	1.00	菜豆	0.68
鸡蛋	1.00	燕麦粉	0.57
牛肉	0.92	花生粉	0.52
豌豆粉	0.69	小扁豆	0.52
大豆蛋白	0.99	全麦	0.40
斑豆	0.52	大米	0.52

除上述方法和指标外,还有一些蛋白质营养评价方法和指标,如相对蛋白质值、净蛋白比值、氮平衡指数等,使用较少。

食物蛋白质的质量很大程度上取决于其氨基酸的组成。组织细胞在合成蛋白质时,需从食物或从自身的氨基酸库中获取各种足量的氨基酸。对于非必需氨基酸,机体本身可以合成,故一般不会引起缺乏。而如果细胞正在合成蛋白质时缺少某种必需氨基酸,则整个合成过程就被终止,尚未完成合成的蛋白质也将被分解释放。因此,饮食中缺少任何一种必需氨基酸,都会使蛋白质的合成受到限制。由于大多食物蛋白质中存在着限制氨基酸,如小麦和大米中是赖氨酸、大豆中是蛋氨酸、玉米中是色氨酸等,所以长期食用单一食物,会导致体内某种必需氨基酸的缺乏。所谓蛋白质的互补作用就是指两种或两种以上的食物蛋白质同时食用,其中所含有的必需氨基酸互相补充,达到较好的比例,从而提高营养价值的作用。为充分发挥蛋白质的互补作用,在配制和食用膳食时应遵循三个原则:(1)各种食物的生物学种属越远越好;(2)搭配的种类越多越好;(3)各种食物的食用时间越近越好,最好同时食用。

五、食物蛋白质的参考摄入量

根据各种人群需要量研究和我国膳食结构特点,中国营养学会 2000 年推荐我国居民膳食蛋白质推荐摄入量(RNI)为:婴儿每日 1.5～3g/kg 体重,儿童每日 35～75g/kg 体重,青少年每日 80～85g/kg 体重,成年男性和成年女性按不同活动强度,分别为每日 75～90g/kg 体重和65～80g/kg 体重,孕妇和乳母每日再增加 5～29g/kg 体重,老年男性和女性分别酌减为每日75g/kg 体重和 65g/kg 体重。

六、蛋白质的食物来源

各种食物的蛋白质含量均可从《食物成分表》中查找。含蛋白质丰富、质量良好的食物有,(1)肉类:包括畜、禽、鱼类,蛋白质含量一般为 10%～20%;(2)乳类:鲜乳 1.5%～4%、乳粉25%～27%;(3)蛋类:蛋白质含量为 12%～14%;(4)干豆类:蛋白质含量 20%～35%,其中以大豆含量最高;(5)硬果类:如花生、核桃、葵花子、莲子,含蛋白质 15%～25%;(6)谷类、薯类:谷物含蛋白质 6%～10%,薯类 2%～3%。我国的膳食结构以谷类为主,故来自谷类的蛋白质占相当的比例。但随着经济的发展,较发达地区膳食结构正在迅速改变,来自肉、乳、蛋类蛋白质的比例增加。

第二节 脂 类

脂类是指不溶于水而易溶于有机溶剂的一大类有机化合物。它也是重要的食物成分,这不仅是因为天然食物中的脂类具有高能值,而且它还能提供必需脂肪酸和脂溶性维生素。脂类是人体组织的重要组成成分,正常人按体重计算含脂类约 10%～20%,肥胖者可达 30% 以上。脂类中的脂肪大部分储存于脂肪组织中,受营养状况和机体活动影响而变化较大,故称为动脂。而磷脂、糖脂和固醇类等约占总脂量的 5%,是细胞的基本成分,在体内相当稳定,不容易受营养状况和机体活动的影响,故又称为定脂。脂类对维持细胞结构和功能具有重要作用,为维持机体健康所必需,但过量时则对机体带来危害。

一、脂类的分类

脂类可按不同的组成分为三类。

(一)单纯脂类

单纯脂类是脂肪酸和不同的醇类所形成的脂。

1.脂肪

脂肪是指甘油和脂肪酸组成的甘油三酯,又称中性脂肪。习惯上把在常温下为液体状态的叫做油,主要含有较多的不饱和脂肪酸,熔点较低;而把常温下呈固体状态的叫做脂,它含有较多的饱和脂肪酸,故熔点较高。油和脂没有严格的界限,主要由组成它们的脂肪酸所决定。目前已发现自然界存在的脂肪酸有 40 多种。

2.蜡

蜡是高级醇与脂肪酸形成的脂。

(二)复合脂类

复合脂类是指除醇类、脂肪酸外,尚含有其他物质的脂。

1.磷脂

含磷酸的脂类称磷脂。由甘油构成的磷脂称甘油磷脂,由鞘氨醇构成的磷脂称鞘磷脂。因与磷酸相连的取代基团不同,甘油磷脂又分为磷脂酰胆碱(卵磷脂)、磷脂酰乙醇胺(脑磷脂)、磷脂酰丝氨酸、磷脂酰甘油、二磷脂酰甘油(心磷脂)及磷脂酰肌醇等。甘油磷脂存在于各种组织、血浆中,并有少量储存于机体脂库中。它是细胞膜的构成物质,并与机体的脂肪运输有关。

2.糖脂

糖脂含有脂肪酸、神经鞘氨醇和碳水化合物,又称糖鞘脂类,可分为中性和酸性糖鞘脂两类,分别以脑苷脂和神经节苷脂为代表。脑苷脂可占脑干重的 11%,少量存在于肝、胸腺、肾、肺等组织中。神经节苷脂在脑灰质和胸腺中含量特别丰富,也存在于红细胞、白细胞、血清、肾上腺和其他脏器中,它是中枢神经系统某些神经元膜的特征性脂质组分,可能与通过神经元膜的神经冲动有关。

3.其他复合脂

包括硫脂、氨脂及脂蛋白等。

（三）衍生脂类

主要包括甘油、脂肪酸、酮体、脂溶性维生素、脂肪族激素及固醇类等。

营养学上也常把脂类分为两大类：脂肪和类脂。脂肪即甘油三酯；类脂包括磷脂、糖脂和固醇类等。

二、脂类的生理功能

1. 供给和储存能量

脂肪产生的能量远高于蛋白质和碳水化合物，在机体内每克脂肪可产生能量 37.7kJ（9kcal）以供利用，是能量密度最大的营养素。当机体摄入过多的能量物质时，不论来自哪种产能营养素，都可以脂肪的形式储存。体内脂肪细胞储存和供给能量有两个特点：（1）脂肪细胞可以不断地储存脂肪，至今未发现其吸收脂肪的上限，所以摄入过多能量物质是形成肥胖症的基本原因。（2）机体不能利用脂肪酸分解产生的乙酰辅酶 A 来合成葡萄糖，所以脂肪不能直接给脑、神经细胞以及成熟红细胞提供能量。当能量物质供给不足时必须消耗自身的糖原和蛋白质来满足这些细胞的能量需要。

2. 机体重要的构成成分

脂类是细胞各种膜结构的基本原料，如细胞膜、内质网膜、线粒体膜、核膜等，是维持细胞正常结构和功能不可缺少的重要成分。磷脂中的不饱和脂肪酸有利于膜的流动性；而饱和脂肪酸和胆固醇则有利于膜的坚韧性。由于磷脂具有极性和非极性双重特性，可以帮助脂类或脂溶性物质如脂肪族激素、脂溶性维生素等顺利通过细胞膜，促进细胞内外的物质和信息交流。

3. 供给必需脂肪酸

人体不可缺少而自身又不能合成，必须通过食物摄取的脂肪酸称为必需脂肪酸，目前认为 n-3（ω-3）系中的 α-亚麻酸和 n-6（ω-6）系中的亚油酸是人体的两种必需脂肪酸。n-3 系和 n-6 系中的许多脂肪酸，如花生四烯酸、二十碳五烯酸（EPA）、二十二碳六烯酸（DHA）等，都是人体不可缺少的脂肪酸，但可以由亚油酸和 α-亚麻酸合成。必需脂肪酸有多种生理功能，如促进发育、维持皮肤和毛细血管的健康、与精子形成和前列腺素合成关系密切，可减轻放射线造成的损伤，还有促进胆固醇代谢、防治冠心病的作用。

4. 供给和促进脂溶性维生素的吸收

脂溶性维生素不溶于水而溶于脂溶性溶剂或脂肪中。如果饮食中缺乏脂肪，脂溶性维生素的供给和吸收量就会减少。

5. 维持体温，保护脏器

脂肪是热的不良导体，可阻止身体表面散热，并能防止人体由于环境温度突然变化而受到损害。脂肪还可作为填充衬垫，可保护和固定内脏器官免受外力损害。

6. 食物脂肪改善食物的感官性状

脂肪作为食物烹调的重要原料，可以改善食物的色、香、味、形。许多天然食物的色素、香味物质都能溶于脂肪。另外，食物脂肪还能刺激消化液的分泌，从而促进食欲。

三、脂肪酸

脂肪酸是构成甘油三酯的基本单位。脂肪因其所含的脂肪酸链的长短、饱和程度和空间结构的不同，呈现出不同的特性和功能。

1. 脂肪酸的分类

按其脂肪酸链的长短,可分为长链脂肪酸(14 碳以上)、中链脂肪酸(6~12 碳)和短链脂肪酸(5 碳以下)。按其饱和程度可分为饱和脂肪酸(SFA)、单不饱和脂肪酸(MUFA)与多不饱和脂肪酸(PUFA),MUFA 只含一个不饱和双键,而 PUFA 碳链中含两个以上的双键。按脂肪酸空间结构的不同,可分为顺式脂肪酸(cis-fatty acid)和反式脂肪酸(trans-fatty acid)。

2. 脂肪酸的命名

脂肪酸的命名和表示方式可以简化为碳的数目与不饱和键的数目,例如,棕榈酸为 16 个碳的饱和脂肪酸,没有不饱和键,故以 16:0 表示;而油酸含有 18 个碳和一个不饱和双键,以 18:1 表示;亚油酸也含有 18 个碳,但含有 2 个不饱和双键,以 18:2 表示。为了表达不饱和脂肪酸中不饱和键的位置,目前营养学上习惯从脂肪酸链的甲基端碳原子数起,这个碳原子称为 ω 碳(或 n 碳),根据第一个不饱和键出现在链中碳原子的位置,可将不饱和脂肪酸命名为 n-3 系、n-6 系和 n-9 系。于是油酸的表达式为 C18:1,n-9;亚油酸为 C18:2,n-6,9。表 1-4 列出了常见脂肪酸的命名和表示方式。

表 1-4　常见脂肪酸的命名和表示方式

名　　　称	符　　　号
丁酸（butyric acid）	C4:0
己酸（caproic acid）	C6:0
辛酸（caprylic acid）	C8:0
癸酸（capric acid）	C10:0
月桂酸（lauric acid）	C12:0
肉豆蔻酸（myristic acid）	C14:0
棕榈酸（palmitic acid）	C16:0
棕榈油酸（palmitoleic acid）	C16:1, n-7 cis
硬脂酸（stearic acid）	C18:0
油酸（oleic acid）	C18:1, n-9 cis
反油酸（elaidic acid）	C18:1, n-9 trans
亚油酸（linoleic acid）	C18:2, n-6,9 all cis
α-亚麻酸（α-linolenic acid）	C18:3, n-3,6,9 all cis
γ-亚麻酸（γ-linolenic acid）	C18:3, n-6,9,12 all cis
花生酸（arachidic acid）	C20:0
二十碳一烯酸（eicosanoic acid）	C20:1, n-9 cis
花生四烯酸（arachidonic acid）	C20:4, n-6,9,12,15 all cis
二十碳五烯酸（eicosapentaenoic acid）	C20:5, n-3,6,9,12,15 all cis
山嵛酸（behenic acid）	C22:0
芥子酸（sinapic acid）	C22:1, n-9 cis
蔓菁酸（brassidic acid）	C22:1, n-9 trans
二十二碳六烯酸（docosahexenoic acid）	C22:6, n-3,6,9,12,15,18 all cis
神经酸（nervonic acid）	C24:1, n-9 cis

四、脂类的消化、吸收和代谢

(一)脂类的消化和吸收

食物中的脂类主要为脂肪,此外还含有少量磷脂、固醇类物质等。食物进入口腔后,其中的脂肪就开始消化。尽管这种消化作用对成人来说微不足道,但对于婴儿来说就显得比较重要。婴儿口腔中的脂酶可有效地分解乳汁中由中短链和中链脂肪酸构成的甘油三酯,并可在婴儿的胃中继续发挥作用。脂肪在胃里的消化有限,主要的消化场所是小肠。脂类进入小肠后,首先与来自胆汁中的胆盐作用并乳化分散成细小的微团,然后被消化酶消化。胆盐是较强的乳化剂,它能降低油与水相之间的界面张力,使脂肪、磷脂及胆固醇酯等疏水脂质乳化成细小的微团,这样便增加了消化酶与脂类物质的接触面而利于消化。胆汁由肝细胞合成,并在胆囊中加工、浓缩,所以肝脏和胆囊功能不良都会影响到脂类的消化。当脂类消化不良时,其他食物也很难消化,因为脂类可覆盖在食物颗粒的表面,这样使其他酶很难作用它们。胰腺受脂类物质刺激后,分泌无活性的胰脂酶原、辅脂酶原、磷脂酶 A2 及胆固醇酯酶原等。这些酶原随胰液进入小肠,经激活后分别作用于各自的底物。胰脂酶特异催化甘油三酯的 1 位及 3 位酯键水解,生成 2-甘油一酯和 2 分子脂肪酸。胰脂酶必须吸附在乳化脂肪微团的水油界面上,才能作用于微团内的甘油三酯。辅脂酶是胰脂酶消化脂肪中不可缺少的蛋白质辅因子,本身不具有脂酶的活性。辅脂酶能与胰脂酶结合并同时与脂肪结合,使胰脂酶锚定于微团的水油界面上,并防止胰脂酶在水油界面的变性,因而能增加胰脂酶活性,促进脂肪的水解。2-甘油一酯上的脂肪酸与甘油以仲位酯键相连,它的水解需要一个异构化过程生成伯位酯键才能进行,这是一个相对缓慢的过程。因此,在摄入的甘油三酯中只有少于 1/4 的甘油三酯被完全水解成甘油和脂肪酸。磷脂酶 A2 催化磷脂 2 位酯键水解,生成脂肪酸和溶血磷脂。胆固醇酯酶催化胆固醇酯水解生成游离胆固醇及脂肪酸。脂类的消化产物包括脂肪酸、甘油一酯、胆固醇及溶血磷脂等可与胆盐乳化成更小的混合微团,这种微团体积更小,极性更大,易于穿过小肠黏膜细胞表面的水屏障,为肠黏膜细胞吸收。

中链脂肪酸及短链脂肪酸构成的甘油三酯,经胆盐乳化后即可吸收。在肠黏膜细胞内脂酶的作用下,水解为脂肪酸和甘油,通过门静脉进入血循环。甘油一酯和长链脂肪酸被吸收后,先在小肠黏膜细胞内重新合成甘油三酯,并和磷脂、胆固醇及载脂蛋白等形成乳糜微粒(CM),由淋巴系统进入血循环。血中的 CM 是一种颗粒大、密度最低的脂蛋白,是食物甘油三酯的主要运输形式。CM 随血循环到达全身各组织器官,以满足机体对脂肪和能量的需要,最终被肝脏吸收。

肝脏可以葡萄糖等为原料合成甘油三酯,也可以利用脂肪动员及食物中的脂肪酸合成脂肪,然后加上载脂蛋白、磷脂及胆固醇等合成极低密度脂蛋白(VLDL),并随血循环供给机体甘油三酯。VLDL 是运输内源性甘油三酯的主要形式。在血循环中,VLDL 中的甘油三酯在脂蛋白脂酶的作用下,逐步水解。同时,其中的磷脂、胆固醇向高密度脂蛋白(HDL)转移,而 HDL 中的胆固醇酯又转移到 VLDL。VLDL 本身颗粒逐渐变小,密度逐渐增大,这样就形成了甘油三酯含量少、胆固醇酯含量高的低密度脂蛋白(LDL)。LDL 是转运肝脏合成的内源性胆固醇的主要形式。血液中的 LDL 一方面满足机体对各种脂类的需要;另一方面,它可与细胞表面表达 LDL 受体的细胞特异性地结合而进入细胞,以适当调节血中胆固醇浓度。LDL 过多可引起动脉粥样硬化等心血管系统疾病。机体还可合成高密度脂蛋白(HDL),可将胆固醇从肝外组织转运到肝脏进行代谢。这种将胆固醇从肝外组织向肝脏转运的过程,称为胆固醇的逆向转运。机体通过这种机制,将外周组织衰老细胞膜中的胆固醇转运至肝脏进行代谢并排出体外,故 HDL 有利于预防心血管系统疾病。

人体内存在能使磷脂水解的多种酶类,分别作用于磷脂分子中不同的键。磷脂酶 A2 可使甘油磷脂分子中 2 位酯键水解,产物为溶血磷脂和多不饱和脂肪酸。溶血磷脂是一类具较强表面活性的物质,能使红细胞膜或其他细胞膜破坏而引起溶血或细胞坏死。有人认为,急性胰腺炎的发病机制与胰腺磷脂酶 A2 对胰腺细胞膜的损伤密切相关。被吸收的溶血磷脂,在肠黏膜细胞内也要与脂肪酸重新合成甘油磷脂,经淋巴系统入血。胆固醇可直接被吸收,如果食物中的胆固醇和其他脂类结合,则先被水解成游离的胆固醇后再被吸收。但植物固醇,除了麦角甾醇外,一般不能被肠道吸收,可能还会干扰人体对胆固醇的吸收。

中链甘油三酯(MCT)是指由 C6:0～C12:0 的脂肪酸(中链脂肪酸)构成的甘油三酯,因为中链脂肪酸的熔点低于长链脂肪酸,故 MCT 在室温下为液态。中链脂肪酸是弱电解质,在中性环境中较易离子化,在人体体液中溶解度更高。MCT 的相对分子质量小,在正常人体中易水解且彻底,主要以脂肪酸的形式吸收。但在胆盐或胰脂酶缺乏的情况下,大部分 MCT 也可以甘油三酯的形式吸收,并经门静脉进入肝脏。在肝细胞内,MCT 不需肉碱转运即可进入线粒体基质进行代谢。由于 MCT 具有上述特性,故有重要的临床应用价值,常用于治疗下列疾病:

(1)脂肪消化障碍。包括大部或全部胃或食管切除、胆道闭塞、阻塞性黄疸、胰腺炎、肾纤维变性、胰切除等疾病。

(2)脂肪吸取障碍。包括小肠的大部切除、巨结肠、Whipple 及 Crohn 病、肠炎、麸质敏感病、亚热带吸收不良综合征以及新生儿吸收不良等疾病。

(3)脂肪运输障碍。包括乳糜微粒合成障碍(先天性 β-脂蛋白缺乏)、淋巴系统异常(包括淋巴管的不正常、乳糜腹水、胸水等)。

(4)供给能量。对于有特殊能量要求者,如大手术后、生长停滞或严重营养不良者,适度地给予 MCT,有利于机体的康复和生长发育。

由于 MCT 在体内迅速氧化并可产生酮体,故不适用于糖尿病患者及酸中毒者;另外,MCT 主要在肝脏代谢,对肝脏疾病患者的应用也应慎重。

(二)脂类的代谢

食物脂类在体内分解代谢,主要的功能是为机体提供能量。甘油三酯的分解产物甘油,首先磷酸化生成磷酸甘油,后者再氧化成磷酸甘油醛参与糖的代谢途径;而脂肪酸则通过 β-氧化逐步断裂生成乙酰辅酶 A。乙酰辅酶 A 的去路有:

(1)通过三羧酸循环彻底氧化成 CO_2 和水,并释放出大量能量。脂肪酸在 β-氧化过程中和三羧酸循环中都有能量的释放,并为组织细胞利用。因此,它是非常高效的组织细胞能源,每克脂肪在体内氧化时,供给的能量是 37.7kJ(9kcal)。

(2)用以合成胆固醇及其他固醇类物质。机体内胆固醇来源于食物及本身的合成,肝脏是合成胆固醇的主要场所,占全身合成总量的 3/4 以上。机体每日合成胆固醇约为 1～1.5g,其中约 0.8g 转变为胆酸和脱氧胆酸进入小肠,在脂类的消化中起重要作用。另外,胆固醇还是人体中许多重要生理活性物质的前体,如性激素、糖皮质激素和盐皮质激素及维生素 D 等。

(3)在肝脏中形成乙酰乙酸,继而形成酮体。酮体是一种水溶性的组织能源,在肝外组织中它可以进入三羧酸循环而被彻底氧化供能,这对脑组织供能有重要意义。脑组织在正常情况下主要依靠血糖供能,但在饥饿时则主要依靠酮体供能。

(4)重新合成脂肪作为能量储存或成为细胞的结构成分。

五、食物脂类的营养价值评价

食物脂肪的营养价值主要从三方面进行评价:脂肪的含量及饱和脂肪酸、单不饱和脂肪酸与多不饱和脂肪酸之间的比例;脂溶性维生素的含量;脂肪的稳定性及消化率等。一般来说,植物油含有较多的不饱和脂肪酸,而动物油含有较多的饱和脂肪酸。但也有例外,如椰子油中的饱和脂肪酸含量要高于猪油,并且容易导致心血管系统疾病;棕榈油饱和脂肪酸含量也较高,并且其又是升高血液胆固醇水平的脂肪之一。就目前的认识,食物中适当减少饱和脂肪酸的含量(占总热量 10％以下),增加不饱和脂肪酸的比例(占总热量 20％左右),协调 n-6∶n-3 系不饱和脂肪酸的比例(多数学者认为以 4∶1 为宜),对健康是有益的。尤其值得重视的是,n-3 系不饱和脂肪酸在大多数植物油中含量较少,而在海鱼中含量较高。n-3 系不饱和脂肪酸主要的生理功能有:

(1)是大部分大脑皮层的结构成分,并且为大脑皮层发育所必需。

(2)帮助形成视网膜,并且是正常视觉发育所必需。

(3)转变成影响心脏与免疫系统的类激素物质。

另一个应值得重视的问题是加工对不饱和脂肪产生的影响。一种常用方法是通过氢化来改变不饱和脂肪酸的化学性质,使之饱和度增加。被氢化过的脂肪酸保鲜时间更长,也更容易涂抹,如用玉米油氢化来制造人造奶油。但是,有一些不饱和脂肪酸在氢化后并没有成为饱和脂肪酸而成了反式脂肪酸。在一定程度上,反式脂肪酸的作用与饱和脂肪酸相似,可能会对身体健康造成不利影响。它可增加人体血液中 LDL、甘油三酯的水平,并降低 HDL 的含量。有研究表明,食用人造奶油与心血管疾病的增加有关。油炸食品和烘烤食品也含有较多的反式脂肪酸。

食物中的磷脂有助于机体内其他脂类的代谢。磷脂作为乳化剂,可以使体液中的脂类乳化分散而悬浮,有利于其消化吸收、转运和代谢。磷脂有抑制甘油三酯合成和肝细胞脂肪浸润的功能,因而能防止脂肪肝的形成。磷脂还有利于胆固醇的溶解和排泄,有降低血脂、防止动脉粥样硬化的作用。此外,磷脂也是机体不饱和脂肪酸的来源。

尽管胆固醇有重要的生理作用,但它可以由人体合成,因此它不是人体必需营养素。膳食中摄入过多的胆固醇和饱和脂肪酸,会使机体血浆胆固醇升高,增加冠心病的罹患危险。但也有人认为,食物中的饱和脂肪酸比胆固醇对血液胆固醇的升高影响更大。

六、食物脂类的参考摄入量

各国在制定脂类参考摄入量时主要按脂类供能占食物总能量计算,并对饱和脂肪酸、单不饱和脂肪酸、多不饱和脂肪酸的摄入量,以及 n-6 系与 n-3 系不饱和脂肪酸的比值也有一定的规定。2000 年,中国营养学会参考各国不同人群脂肪的摄入量,并结合我国膳食结构的实际情况,提出了中国居民每人每日膳食脂肪的适宜摄入量(AIs),见表 1-5。

表1-5　中国居民膳食脂肪的适宜摄入量

年龄（岁）	脂肪（g）	SFA	MUFA	PUFA	n-6/n-3	胆固醇（mg）
0～	45～50	—	—	—	4/1	—
0.5～	35～40	—	—	—	4/1	—
2～	30～35	—	—	—	4～6/1	—
7～	25～30	—	—	—	4～6/1	—
14～	25～30	＜10	8	10	4～6/1	—
18～	20～30	＜10	10	10	4～6/1	＜300
60～	20～30	6～8	10	8～10	4/1	＜300

注：SFA——饱和脂肪酸，MUFA——单不饱和脂肪酸，PUFA——多不饱和脂肪酸。

七、脂类的食物来源

根据食物中脂类的来源可将脂肪分为两大类：动物性脂肪和植物性脂肪。动物性脂肪中饱和脂肪酸和单不饱和脂肪酸含量多，而多不饱和脂肪酸含量较少。供给动物性脂肪的食物主要有禽、畜肉及猪油、牛油、乳脂、蛋类及其制品。植物性脂肪主要来源于菜油、大豆油、花生油、葵花籽油等植物油及硬果类食品中，其特点是含有较多的不饱和脂肪酸。亚油酸普遍存在于各种植物油中，亚麻酸在豆油和紫苏油中较多。磷脂含量较高的食物有蛋黄、肝脏、大豆、麦胚和花生。胆固醇存在于所有的动物性食物中，以动物内脏，尤其脑组织中含量丰富，蛋类、鱼子和贝壳类中含量也较高，鱼肉及乳类中含量较低。

表1-6示出了常用食用油中主要脂肪酸的组成。

表1-6　常用食用油中主要脂肪酸的组成（%）

食用油	饱和脂肪酸	不饱和脂肪酸			其他脂肪酸
		油酸	亚油酸	亚麻酸	
可可油	93	6	1	—	
椰子油	92	0	6	2	
橄榄油	10	83	7		
菜籽油	13	20	16	9	42
花生油	19	41	38	0.4	1
茶油	10	79	10	1	1
葵花籽油	14	19	63	5	
豆油	16	22	52	7	3
芝麻油	15	38	46	0.3	1
玉米油	15	27	56	0.6	1
米糠油	20	43	33	3	
棕榈油	42	44	12		
猪油	43	44	9	—	3
牛油	62	29	2	1	7
羊油	57	33	3	2	3
黄油	56	32	4	1.3	4

第三节　碳水化合物

一、碳水化合物的分类

碳水化合物,也称糖类,是由碳、氢、氧三种元素组成的一类化合物。营养学上一般将其分为四类:单糖、双糖、寡糖和多糖。

（一）单糖

食物中的单糖主要为葡萄糖、果糖和半乳糖。

1.葡萄糖

葡萄糖是构成食物中各种糖类的基本单位,有些糖类完全由葡萄糖构成,如淀粉;有些则是由葡萄糖与其他糖缩合而成,如蔗糖。葡萄糖以单糖的形式存在于天然食品中是比较少的。葡萄糖有 D 型和 L 型,人体只能代谢 D 型葡萄糖,而不能利用 L 型。

2.果糖

果糖主要存在于水果和蜂蜜中。果糖吸收后,经肝脏转变成葡萄糖被人体利用。

3.半乳糖

半乳糖很少以单糖的形式存在于食品之中,而是乳糖的重要组成成分。半乳糖在人体中是先转变成葡萄糖后才被利用,母乳中的半乳糖是在体内重新合成的,而不是由食物中直接获得的。

4.其他单糖

除了上述三种重要的己糖外,食物中还有少量的戊糖,如核糖、脱氧核糖、阿拉伯糖和木糖。甘露糖是许多糖和树胶的组成成分。前两种糖在动物体内可以合成,后几种糖主要存在于水果和根茎类蔬菜之中。在水果和蔬菜中,还存在少量的糖醇类物质。由于这些糖醇类物质在体内消化、吸收慢,提供热能较葡萄糖少等,已被用于食品加工之中。

（二）双糖

双糖是由两分子单糖缩合而成。天然存在于食品中常见的双糖有蔗糖、乳糖和麦芽糖等。

1.蔗糖

蔗糖是由一分子葡萄糖和一分子果糖缩合而成,甘蔗、甜菜和蜂蜜中蔗糖含量较多,日常食用的白糖即是蔗糖,是从甘蔗或甜菜中提取的。

2.麦芽糖

麦芽糖是由两分子葡萄糖缩合而成。淀粉在酶的作用下,可降解生成大量的麦芽糖。

3.乳糖

乳糖是由葡萄糖和半乳糖缩合而成,主要存在于奶及奶制品中。乳糖约占鲜奶的 5%,占奶类提供的总热能的 30%～50%。

4.海藻糖

海藻糖是由两分子葡萄糖组成,存在于真菌及细菌之中,食用蘑菇中含量较多。

（三）寡糖

寡糖是指由 3～10 个单糖构成的一类小分子多糖。比较重要的寡糖是存在于豆类食品中的棉子糖和水苏糖,前者是由葡萄糖、果糖和半乳糖构成的三糖,后者是在棉子糖的基础上加上半乳糖缩合而成的四糖。这两种糖都不能被肠道消化酶分解而消化吸收,但在肠道中可被肠道细菌代谢,产生气体和其他产物,造成胀气,因此必须进行适当加工以减小其不良影响。也有些不被人体利用的寡糖可被肠道有益的细菌如双歧杆菌所利用,可以促进这类菌群的增加从而达到保健作用。

(四)多糖

由 10 个以上单糖组成的大分子糖为多糖。营养学上具有重要意义的多糖包括糖原、淀粉和膳食纤维。根据人体是否能分解利用这些多糖,可分为可被利用的多糖和不被利用的多糖。前者如糖原和淀粉,后者如纤维素和半纤维素等。

1.糖原

糖原也称动物淀粉,由肝脏和肌肉合成、储存,是一种含有许多葡萄糖分子的动物多糖。肝脏中储存的糖原可分解为葡萄糖维持正常的血糖浓度,肌肉中的糖原可提供肌体运动所需要的能量,尤其是高强度和持久运动时的能量需要。食物中糖原含量很少,因此它不是有意义的碳水化合物的食物来源。

2.淀粉

淀粉是由许多葡萄糖组成,能被人体消化吸收的植物多糖。淀粉主要储存在植物细胞中,尤其是植物的根、茎和种子细胞中。薯类、豆类和谷类含有丰富的淀粉,是人类碳水化合物的主要食物来源。根据其结构可分为直链淀粉和支链淀粉。应该指出的是,新鲜的植物种子或根茎中所含的淀粉并不溶于水,加热才能促使它在水中溶解并成为相对稳定的液体,冷却后成糊状。加热和水的存在使淀粉颗粒膨胀,从而使包裹它们的细胞膜破裂,这样才能使消化液对它产生作用,所以加热后的淀粉容易被机体消化。淀粉的次级水解产物为相对含葡萄糖数目较少的糖,称为糊精。工业上所用的液体葡萄糖实际上是糊精、麦芽糖和葡萄糖这三者混合物的水溶液。糊精也可作为一些患者的饮食,因为糊精较淀粉更易消化吸收,甜度较高。

3.膳食纤维

膳食纤维是存在于食物中的各类纤维的统称。根据其水溶性不同,一般可分为不溶性纤维和可溶性纤维。膳食纤维中的单糖分子的化学键大多数不能被人体的消化酶破坏,因此人体不能吸收利用,但膳食纤维仍有其独特的生理功能。

不溶性纤维主要包括纤维素、半纤维素和木质素。

(1)纤维素:纤维素是植物细胞壁的主要成分,其构成成分和淀粉一样都是葡萄糖,但葡萄糖分子间的连接键不同,因此不能被人体肠道淀粉酶分解;食草动物因其肠道细胞能分泌纤维素酶,所以能消化吸收纤维素。

(2)半纤维素:半纤维素是谷类纤维的主要成分,包括戊聚糖、木聚糖、阿拉伯木糖和半乳聚糖以及一类酸性半纤维素。酸性半纤维素含有半乳糖醛酸、葡萄糖醛酸等。半纤维素及一些混杂多糖能被肠道微生物分解。纤维素和半纤维素在麸皮中含量较多。

(3)木质素:木质素是植物木质化过程中形成的非碳水化合物,是由苯丙烷单体聚合而成,不能被人体消化吸收。食物中木质素含量较少,主要存在于蔬菜的木质部分和种子中,如草莓籽、老化的胡萝卜和花茎甘蓝。

可溶性纤维是指既可溶解于水,又可以吸水膨胀并能在大肠中被微生物酵解的一类纤维。常存在于植物细胞和细胞间质中,包括以下几类。

(1)果胶:果胶是被甲酯化至一定程度的半乳糖醛酸多聚体。果胶通常存在于水果和蔬菜中,尤其是柑橘类和苹果中含量较多。果胶在有糖存在的情况下,在温热的微酸性稀溶液中可以变为果子冻。在食品加工中,常用果胶作为增稠剂制作果冻、色拉调料、冰淇淋和果酱等。此外,它也具有与离子结合的能力。

(2)树胶和粘胶:树胶和粘胶是由不同的单糖及其衍生物组成。阿拉伯胶、瓜拉胶属于这类物质,在食品加工中可作为稳定剂和增稠剂,因为它们具有形成胶冻的能力。

二、碳水化合物的功能

(一)碳水化合物在体内的功能

1.储存和提供能量

糖原是肌肉和肝脏内碳水化合物的储存形式,肝脏约储存机体内 1/3 的糖原。一旦机体需要,肝脏中的糖原分解为葡萄糖进入血液,提供机体尤其是红细胞、脑和神经组织对能量的需要。肌肉中的糖原只供自身的能量需要。体内的糖原储存只能维持数小时,必须从膳食中不断得到补充。母体内合成的乳糖是乳汁中主要的碳水化合物。

2.机体的构成成分

碳水化合物同样也是机体重要的构成成分之一。如结缔组织中的黏蛋白、神经组织中的糖脂、细胞膜表面具有信息传递功能的糖蛋白。它们往往都是一些寡糖复合物。另外,DNA 和 RNA 中也含有大量的糖,在遗传中起着重要的作用。

3.节约蛋白质作用

节约蛋白质作用是指机体如摄入足够量的碳水化合物能预防体内或膳食中蛋白质分解成氨基酸,通过糖原异生作用转变为葡萄糖。当体内碳水化合物供给不足时,机体为了满足自身对葡萄糖的需要,则通过分解蛋白质为氨基酸,通过糖原异生作用产生葡萄糖。由于脂肪一般不能转变成葡萄糖,所以主要动用体内蛋白质,甚至是器官中的蛋白质如肌肉、肝、肾、心脏中的蛋白质,损害人体及各器官。

4.抗生酮作用

脂肪在体内彻底被代谢分解,需要葡萄糖的协同作用。脂肪酸分解所产生的乙酰基需要与草酰乙酸结合进入三羧酸循环而最终被彻底氧化,产生能量。若碳水化合物不足,草酰乙酸则生成不足,脂肪酸不能被彻底氧化而产生酮体。尽管肌肉和其他组织可利用酮体产生热能,但过多的酮体可影响机体的酸碱平衡,引起酮症酸中毒。而体内充足的碳水化合物,可以起到抗生酮的作用。人体每天至少需 50g 至 100g 碳水化合物,才可防止酮症的产生。

(二)食物碳水化合物的功能

1.提供热能

膳食中的碳水化合物是世界上来源最广、使用最多和价格最便宜的热能营养素。1g 碳水化合物可提供的热能约 16.7kJ(4kcal)。国人以米面为主食,60% 热能来源于碳水化合物。这种膳食结构不仅经济,而且科学和有利于健康。

2.改变食物的色、香、味、型

利用碳水化合物的各种性质,可以加工出色、香、味、型不同的许多食品,而食糖的甜味更是食品烹调加工不可缺少的原料。

3.提供膳食纤维

膳食纤维的最好来源,不是那些精制的纤维素产品,而是天然的食物,如豆类、谷类、新鲜的水果和蔬菜等。膳食纤维因其重要的生理功能,日渐受到人们的重视。膳食纤维具有增强肠道功能、有利粪便排出、控制体重和减肥,及降低血糖和血胆固醇等作用。

三、碳水化合物的消化、吸收

膳食中的碳水化合物,在消化道经酶水解,由长链变成短链,由短链变成双糖,最后分解为单糖而被人体吸收。碳水化合物的消化过程从口腔开始。食物进入口腔后,唾液中的淀粉酶可将淀粉水解为短链多糖和麦芽糖。由于食物在口腔停留时间很短,这种水解程度有限。食物进入胃中,由于胃酸的作用,淀粉酶失活,但胃酸本身有一定的降解淀粉的作用。小肠是碳水化合物分解和吸收的主要场所。胰腺分泌的胰淀粉酶进入小肠,将淀粉等分解为单糖,并通过主动运输进入小肠细胞,被吸收入血液运送至肝脏进行相应的代谢,或运送至其他器官直接被利用。果糖在小肠中的吸收属被动扩散式吸收,其吸收率相对较低,不到葡萄糖和乳糖的一半。在肠道中,一些膳食纤维,尤其是可溶性纤维被肠道细菌作用,产生水分、气体和短链脂肪酸,这些短链脂肪酸也可被吸收产生热能。

世界各地都有一部分人存在不同程度的乳糖不耐受性,他们不能或少量地分解吸收乳糖,而大量的乳糖因未被吸收而进入大肠,在肠道细菌的作用下产酸、产气,引起胃肠不适、胀气、痉挛和腹泻等。造成乳糖不耐受的原因主要有:先天性缺少或不能分泌乳糖酶;服用某些药物如抗癌药物或肠道感染而使乳糖酶分解、减少;更多的人是由于年龄的增加,乳糖酶水平不断降低。

四、膳食中的碳水化合物的供给量和来源

膳食中的碳水化合物供给量,一般认为可占总热量的 60% ~ 70%,也可略少,主要决定于饮食习惯和生活水平,其中精制糖占总热量的 10% 以下。

膳食中的碳水化合物主要来源是谷类和根茎类食品,例如各种粮食和薯类,其中含有大量淀粉和少量的单糖或双糖;其次来自各种食糖,例如蔗糖和麦芽糖等。蔬菜水果中除含少量单糖外,也是纤维素和果胶的主要来源。

上述各种可以供给碳水化合物的食品中,谷类和薯类应为主要来源,因为谷类和薯类除富含淀粉可以供给热能外,还含有一些其他的营养素,例如蛋白质、无机盐和维生素,特别是各种粗粮,不仅含 B 族维生素和无机盐较多,还含有纤维素。至于蔗糖、麦芽糖等各种食糖,除供给热能外,基本上不含其他营养成分,营养价值远不如谷类和薯类。根据流行病学调查的结果,冠心病发病率低的人群,其膳食中的热量来源 65% ~ 85% 来自谷类和根茎类食品,很少食用蔗糖。同时,为了得到一定数量的纤维素,还应多吃蔬菜水果,而少吃蔗糖。

第四节　热　　能

一、概　述

热能包括热和能两种。在体内,热量维持体温的恒定并不断地向环境中散发,能量可维持各种生理和体力活动的正常进行。碳水化合物、脂肪和蛋白质是三大热能营养素,除此之外,酒中的乙醇也能提供较高的热能。

热能的单位,国际上以焦耳(Joule,简称 J)为单位表示。1J 相当于 1 牛顿(N)的力,即使 1kg 的物质移动 1m 所消耗的能量。营养学上由于所用的数值大,故常以千焦(kJ)或兆焦(MJ)作为单位计算。以往营养学上常用千卡(kcal)作为一个热量单位,即 1L 的纯净水由

15℃升到16℃所需要的能量,现也已改用焦耳表示。

焦耳与卡两者的换算关系如下:

$1MJ = 1000kJ = 1 \times 10^6 J$

$1kcal = 4.184kJ$

$1kJ = 0.239kcal$

$1MJ = 239kcal$

食物及其生热营养素所产生的热能多少,可用测热器进行精确的测量。其原理是无论在体内还是体外,食物或生热营养素可完全氧化产生CO_2和H_2O,同时释放出热量。将被测样品放入测热器燃烧室中完全燃烧,并用水吸收释放出的全部热量而使水温升高,在常温常压下,每1g水升高1℃,需吸收4.18J的热能。记录水的质量和水温的变化,就可以计算出样品所释放的能量。

由于食物中的生热营养素不可能全部被消化吸收,且消化率也各不相同,消化吸收后在体内也不一定完全彻底被氧化分解产生热能,特别是蛋白质可产生一些不能继续被分解利用的含氮化合物,如尿素、肌酐、尿酸等。所以,在实际应用时,食物中生热营养素的产热多少,是按下列换算关系进行的:1g碳水化合物为16.7kJ(4.0 kcal),1g脂肪为36.7kJ(9.0 kcal),1g蛋白质为16.7kJ(4.0 kcal),乙醇为29.3kJ(7.0 kcal)。

二、人体的热能消耗

人体的热能消耗包括基础代谢、体力活动和食物的特殊动力作用三个方面。为了达到热能的平衡,人体每天摄入的热能应恰好能满足这三个方面的需要,这样才能保持机体健康和良好的工作效率。

(一) 基础代谢

基础代谢是指维持生命的最低热能消耗。即人体在安静和恒温(一般为18℃)条件下,禁食12小时后,静卧、放松并清醒时的热能消耗。此时热能仅用于维持体温和呼吸、血液循环及其他器官活动的生理需要。为了确定基础代谢的热能消耗,首先必须测定基础代谢率(Basal Metabolic Rate,BMR)。基础代谢率就是指人体处于基础代谢状态下,每小时每平方米体表面积(或每千克体重)的热能消耗。按下列方法可计算出每天基础代谢的热能消耗。

1.根据体表面积计算

计算公式:

体表面积$(m^2)=0.00659 \times$身高$(cm)+0.0126 \times$体重$(kg)-0.1603$

根据这个公式先计算体表面积,再按年龄、性别,在表1-7中查出相应的BMR,就可计算出24小时的基础代谢水平。人在熟睡时,热能消耗比基础代谢约减少10%,所以计算时,应扣除睡眠时少消耗的这部分热能。表1-7是1~80岁不同年龄段的人体基础代谢率。

2.直接用公式计算

Harris和Benedict提出了下列公式,可根据年龄、身长和体重直接计算基础代谢热能消耗(Basic Energe Expenditure,BEE)。

男 $BEE = 66.5 + 13.7 \times$体重$(kg) + 5.0 \times$身长$(cm) - 6.8 \times$年龄$(岁)$

女 $BEE = 65.5 + 9.5 \times$体重$(kg) + 1.8 \times$身长$(cm) - 4.7 \times$年龄$(岁)$

更简单的方法是,成人按每千克体重每小时4.18kJ(1kcal),女性按3.97kJ(0.95kcal),和体重相乘,结果即为基础代谢热能消耗。

表 1-7　人体基础代谢率

年龄 （岁）	男		女		年龄 （岁）	男		女	
	kJ(m²)	kcal(m²)	kJ(m²)	kcal(m²)		kJ(m²)	kcal(m²)	kJ(m²)	kcal(m²)
1	221.8	53.0	221.8	53.0	30	154.0	36.8	146.9	35.1
3	214.6	51.3	214.2	51.2	35	152.7	36.5	146.4	35.0
5	206.3	49.3	202.5	48.4	40	151.9	36.3	146.0	34.9
7	197.7	47.3	200.0	45.4	45	151.5	36.2	144.3	34.5
9	189.9	45.2	179.1	42.8	50	149.8	35.8	139.7	33.9
11	179.9	43.0	175.7	42.0	55	148.1	35.4	139.3	33.3
13	177.0	42.3	168.6	40.3	60	146.0	34.9	136.8	32.7
15	174.9	41.8	158.8	37.9	65	143.9	34.4	134.7	32.2
17	170.7	40.8	151.9	36.3	70	141.4	33.8	132.6	31.7
19	164.0	39.2	148.5	35.5	75	138.9	33.2	131.0	31.3
20	161.5	38.6	147.7	35.3	80	138.1	33.0	129.3	30.9
25	156.9	37.5	147.3	35.2					

3.WHO 建议的计算方法

WHO 于 1985 年推荐使用下列公式（表 1-8），计算 24 小时的基础代谢热能消耗。

表 1-8　WHO 建议的计算基础代谢公式

年　龄（岁）	公　式（男）	公　式（女）
0～3	$(60.9 \times W) - 54$	$(61.0 \times W) - 51$
4～9	$(22.7 \times W) + 495$	$(22.5 \times W) + 499$
10～17	$(17.5 \times W) + 651$	$(12.2 \times W) + 746$
18～29	$(15.3 \times W) + 679$	$(14.7 \times W) + 496$
30～60	$(11.6 \times W) + 879$	$(8.7 \times W) + 829$
>60	$(13.5 \times W) + 487$	$(10.5 \times W) + 596$

注：W 代表体重。

4.静息代谢率

由于 BMR 的测定比较困难，WHO 1985 年提出用静息代谢率（Resting Metabolic Rate，RMR）代替 BMR（见表 1-9）。测定时，全身处于休息状态，禁食仅需 4 小时。因此，RMR 的值一定略高于 BMR。

表 1-9　人体 24 小时静息代谢参考值　　　　　　单位：kcal/d

年龄（岁）	体			重（kg）					
	40	50	57	64	70	77	84	91	100
男性									
10～17	1351	1526	1648	1771	1876	1998	2121	2243	2401
18～29	1291	1444	1551	1658	1750	1857	1964	2071	2209
30～60	1343	1459	1540	1621	1691	1772	1853	1935	2039
>60	1027	1162	1256	1351	1423	1526	1621	1716	1837
女性									
10～17	1234	1356	1441	1527	1600	1685	1771	1856	1966
18～29	1084	1231	1334	1437	1525	1628	1731	1833	1966
30～60	1177	1264	1325	1386	1438	1499	1560	1621	1699
>60	1016	1121	1195	1268	1331	1404	1478	1552	1646

5.影响人体基础代谢的因素

人体的基础代谢不仅个体之间存在差异,自身的基础代谢也常有变化。影响人体基础代谢有以下因素。

(1)体格因素的影响。体表面积大者,散发热能也多,所以同等体重者,瘦高者基础代谢高于矮胖者。人体瘦体组织消耗的热能占基础代谢的 70％～80％,这些组织(器官),包括肌肉、心、脑、肝、肾等。所以瘦体质量大,肌肉发达者,基础代谢水平高。这也是男性的基础代谢水平高于女性 5％～10％的原因。

(2)生理因素和病理状况的影响。儿童和孕妇的基础代谢水平相对较高。成年后随年龄增加,基础代谢水平不断下降。30 岁以后,每 10 年降低约 2％,60 岁以后下降更多。但如注意加强体育锻炼,这种降低相对缓慢。发热、甲状腺素等有关激素水平异常等也能改变基础代谢的热能消耗。

(3)环境因素的影响。气候的改变如炎热或寒冷,精神紧张等因素都可以使基础代谢水平升高。

(4)饮食因素的影响。过多摄食可以使基础代谢水平升高,在禁食、饥饿或少食时可以使基础代谢水平相应降低。抽烟、饮酒、饮茶等摄入过多尼古丁和咖啡因可以刺激基础代谢水平升高。

(二)体力活动

一般情况下,各种体力活动所消耗的热能约占人体总热能消耗的 15％～30％。体力活动是人体热能消耗变化最大,也是人体控制热能消耗、保持能量平衡、维持健康最重要的部分。体力活动所消耗热能多少与三个因素有关:肌肉越发达者,活动时消耗热能越多;体重越重者,做相同的运动所消耗的热能也越多;活动时间越长、强度越大,消耗热能越多。

人的体力活动种类很多,根据活动强度不同,一般分为五个等级。

1.极轻的体力活动

这种活动以坐姿或站立为主的活动,如开会、开车、打字、缝纫、烹调、打牌、听音乐、绘画及实验室工作等。

2.轻体力活动

指在水平面上走动,速度在 4～5km/h、看护小孩、打高尔夫球、打扫卫生、饭店服务等。

3.中等体力活动

包括行走(速度在 5.5～6.5km/h)、除草、负重行走、打网球、跳舞、滑雪、骑自行车等。

4.重体力活动

包括负重爬山、伐木、手工挖掘、打篮球、登山、踢足球等。

5.极重的体力活动

现常指运动员高强度的职业训练或世界级比赛等。

(三)食物特殊动力作用

人体在摄食过程中,由于要对食物中营养素进行消化、吸收和代谢转化等,需要额外消耗能量,同时引起体温升高和散发热量,这种因摄食而引起的热能的额外消耗称食物特殊动力作用。不同食物成分的食物特殊动力作用是不同的。脂肪的食物特殊动力作用约占食物本身产生能量的 4％～5％,碳水化合物为 5％～6％,而蛋白质可高达 30％。导致这种差异是因为:各营养素消化吸收后转变成 ATP 储存的量不一样,蛋白质为 32％～34％,低于脂肪和碳水化合物 38％～40％,而其余的则变成热量;食物脂肪经消化吸收后变成脂肪组织,其消耗的能量要低于由碳水化合物消化吸收的葡萄糖转变成糖原或脂肪,而由食物蛋白质中的氨基酸合成人体蛋白质,或代谢转化为脂肪,其消耗的能量更多。由此可见,食物特殊动力作用与食物成分、进食量和进食频率有关。能量的消耗,一般来说,含蛋白质丰富的食物最高,其次是富含碳水化合物的食物,最后才是富含脂肪的食物。混合性食物的特殊动力作用占其总热能的10%;吃得越多,热能消耗也越多;吃得快比吃得慢者食物热效应高,吃得快时,其中枢神经系统更活跃,激素和酶的分泌速度快、量更多,吸收和储存的速率更高,其能量消耗也相对更多。

三、人体一日热能需要的确定

确定各类人群或每个人的热能需要量,对于指导人们改善自身的膳食结构、膳食规律,维持能量平衡,提高健康水平是非常重要的,也是营养学工作和研究中经常进行的工作。现主要采用下面两种方法。

(一)计算法

这是一种简便、易行但相对粗糙的方法,对于确定个体或群体的热能需要均可行,且被广为使用。

1.计算热能消耗

确定热能需要要做到能量平衡,就是要保证热能的供给和消耗持平。人体热能消耗包括基础代谢、体力活动和食物特殊动力作用三方面,因此详细记录一天的各项活动,或根据工作性质确定其活动强度,就可以按前面的方法计算出一天的热能消耗量,即热能的需要量。表1-10介绍了各种强度的体力活动及能量消耗。

2.膳食调查

在食物供应充足、体重不发生明显变化时,其热能摄入量基本上可反映出其热能需要量。因此要详细记录一段时间摄入食物的种类和数量,计算出平均每日食物总的热能含量,就可以认为是其热能的一日需要量。不过这种膳食调查一般至少需进行5~7天,如确定一类人群的热能需要,还应注意调查对象应有一定的数量才相对地可信、可靠。

(二)测量法

这是一种比较准确、但复杂而昂贵的方法,常用于个人的能量需要的确定或研究工作的需要或一些特殊的人群。

四、热能供给

热能平衡与否,与健康的关系极大。由于饥饿或疾病等原因,造成热能摄入不足,引起体力下降、工作效率低下。而热能摄入不足造成脂肪储存太少,身体对环境的适应能力和抗病能力也因此下降。体重太轻的女性,性成熟延迟并易产低体重婴儿。年老时,热能摄入不足易引起营养不良。另一方面,过多的热能摄入也会造成严重的健康问题,引起肥胖、高血压、心脏病、糖尿病和某些癌症,严重危害人们的健康。

中国营养学会在2001年修订的营养素供给量标准中,不仅对各年龄组人群的热能提供了具体的推荐量,而且根据不同的活动强度按极轻体力劳动、轻体力劳动、中等体力劳动、重体力劳动和极重体力劳动分为五级推荐热能供给量,较为合理(见表1-10,1-11,1-12)。

表 1-10　各种强度的体力活动及能量消耗

活动水平	工作内容 举例	体力活动水平(PAL) 男	体力活动水平(PAL) 女
轻	办公室工作、维修电器钟表、售货员、酒店服务员、化学实验操作、讲课等	1.55	1.56
中	学生日常活动、机动车驾驶、电工安装、车床操作、金工切割等	1.78	1.64
重	非机械化农业劳动、炼钢、舞蹈、体育运动、装卸、采矿等	2.10	1.82

表 1-11　各种强度的体力活动及能量消耗

活动强度	能量消耗
极轻	RMB×1.3
轻	RMB×1.6(男)
	RMB×1.5(女)
中等	RMB×1.7(男)
	RMB×1.6(女)
重	RMB×2.1(男)
	RMB×1.9(女)
极重	RMB×2.4(男)
	RMB×2.2(女)

表 1-12　能量和蛋白质的 RNI 及脂肪的供能比

年龄(岁)	能量# RNI(MJ) 男	能量# RNI(MJ) 女	能量# RNI(kcal) 男	能量# RNI(kcal) 女	蛋白质 RNI(g) 男	蛋白质 RNI(g) 女	脂肪占能量百分比(%)
0～	0.4 MJ/(kg)		95 kcal/(kg)*		1.5～3g/(kg.d)		45～50
0.5～							35～40
1～	4.60	4.40	1100	1050	35	35	30～35
2～	5.02	4.81	1200	1150	40	40	
3～	5.64	5.43	1350	1300	45	45	
4～	6.06	5.83	1450	1400	50	50	
5～	6.70	6.27	1600	1500	55	55	25～30
6～	7.10	6.67	1700	1600	55	55	
7～	7.53	7.10	1800	1700	60	60	
8～	7.94	7.53	1900	1800	65	65	
9～	8.36	7.94	2000	1900	65	65	
10～	8.80	8.36	2100	2000	70	65	
11～	10.04	9.20	2400	2200	75	75	
14～	12.00	9.62	2900	2400	85	80	25～30
18～							20～30
体力活动 PAL▲							
轻	10.03	8.80	2400	2100	75	65	
中	11.29	9.62	2700	2300	80	70	
重	13.38	11.30	3200	2700	90	80	

续表

年龄(岁)	能量#				蛋白质		脂肪占能量百分比(%)
	RNI(MJ)		RNI(kcal)		RNI(g)		
	男	女	男	女	男	女	
孕妇	+0.84		+200		+5,+15,+20		
乳母	+2.09		+500		+20		
50~							20~30
体力活动 PAL▲							
轻	9.62	8.00	2300	1900			
中	10.87	8.36	2600	2000			
重	13.00	9.20	3100	2200			
60~					75	65	20~30
体力活动 PAL▲							
轻	7.94	7.53	1900	1800			
中	9.20	8.36	2200	2000			
70~					75	65	20~30
体力活动 PAL▲							
轻	7.94	7.10	1900	1700			
中	8.80	8.00	2100	1900			
80~	7.74	7.10	1900	1700	75	65	20~30

注:♯各年龄组的能量的 RNI 与其 EAR 相同。

　　* 为 AI,非母乳喂养应增加 20%。

　　PAL▲,体力活动水平。

(凡表中数字阙失之处表示未制定该参考值)

第五节　矿　物　质

一、概　述

　　人体组织中几乎含有自然界存在的各种元素,而且与地球表层元素组成基本一致。这些元素中,已发现有 20 种左右的元素是人体组织构成、维持人体生理功能和生化代谢所必需。其中除碳、氢、氧和氮主要以有机化合物形式存在外,其余的统称为无机盐(矿物质或灰分)。含量大于体重 0.01% 的元素又称为常量元素或宏量元素,如钙、磷、钠、钾、氯、镁与硫等 7 种。机体中含量小于 0.01% 的元素为微量元素。目前,在人体内可检出约为 70 种,一般认为必需微量元素共 14 种,维持正常人体生命活动不可缺少的必需微量元素为 10 种,即碘、锰、钼、硒、铜、钴、铬 、铁、氟和锌;硅、镍、硼、钒为可能必需元素;而铅、铝、锡、镉 、砷、汞和锂有潜在毒性,但低剂量可能具有功能作用。

　　无机盐在体内随年龄增长而增加,但元素间比例变动不大。无机盐在体内分布是不均匀的,如钙、磷主要存在骨和牙齿中,铁集中在红细胞,碘在甲状腺,锌在肌肉组织,钴在造血器官等。

　　无机盐与其他营养素不同,不能在体内生成,且除非被排出体外,不可能在体内消失。

　　无机盐的生理功能主要有:构成人体组织的重要成分,如骨骼和牙齿中的钙和镁;在细胞内外液中,无机元素与蛋白质一起调节细胞膜的通透性,维持正常的机体渗透压和酸碱平衡;维持神经肌肉兴奋性;构成酶的辅基参与酶系的激活等。

二、钙

钙是人体含量最多的一种无机元素,成年时达 850～1200g,相当于体重的 1.5%～2.0%,其中 99% 集中在骨骼和牙齿中。主要以羟磷灰石结晶形式存在,少量为无定形钙,此部分钙在婴儿期占较大比例,以后随年龄增长而逐渐减少。其余 1%,有一半与柠檬酸螯合或与蛋白质结合;另一半则以离子状态存在于软组织、细胞外液和血液中,统称为混溶钙池,这部分钙与骨骼钙维持着动态平衡,为维持体内细胞正常生理状态所必需。体内有相当完善的保留钙和维持细胞外液中钙浓度的调节机制,因为钙的生理学功能对生命非常重要,即使当膳食钙严重缺乏或机体发生钙异常丢失时,可通过其机制使骨脱矿化以纠正甚至是轻微的低钙血症,而保持血钙的稳定。

(一)生理功能

1. 构成骨骼和牙齿

骨骼和牙齿是人体中含钙最多的组织。骨骼中的钙,正常情况下在破骨细胞作用下不断被释放,进入混溶钙池。另一方面,混溶钙池中的钙不断沉积于成骨细胞中,如此使骨骼不断更新。幼儿骨骼约每 1～2 年更新一次,以后随着年龄增长,更新速度减缓;成年时每年更新 2%～4%,约 700mg/d,10～12 年更新一次;40～50 岁以后,骨吸收大于生成,钙在骨中含量逐渐下降,每年约为 0.7%,且女性早于男性,妇女在停经后加速。

2. 维持神经与肌肉活动

包括维持神经肌肉的兴奋、神经冲动的传导、心脏的正常搏动。红细胞、心肌细胞、肝细胞与神经细胞等细胞膜上,有钙的结合部位,当钙离子从这些部位释放时,细胞膜的结构与功能发生变化,如对钾、钠等离子的通透性改变。有人认为,某些高血压与钙不足有关。已有研究证明,补钙可降低妊娠诱发的高血压发病率,膳食钙补充可使孕期高血压发生的危险性明显下降。

3. 促进体内酶的活性

钙对许多参与细胞代谢的大分子合成、转运的酶有调节作用,如对三磷酸腺苷酶、琥珀酸脱氢酶、脂肪酶以及一些蛋白质分解酶等的调节。

4. 其他功能

钙还参与血凝过程、激素分泌、维持体液酸碱平衡以及细胞内胶质稳定性。

(二)吸收与代谢

1. 吸收

钙在小肠通过主动转运与被动(扩散)转运吸收。主动转运受膳食成分、体内钙与维生素的营养状况、生理状况如生长、妊娠、哺乳以及年龄、性别等因素的影响。被动转运则与肠腔中钙的浓度有关。一般钙吸收率为 30%～40%。

钙吸收受膳食中草酸盐与植酸盐的影响,它们可与钙结合成难于吸收的盐类。粮食中植酸较多,某些蔬菜(如菠菜、苋菜、竹笋等)含草酸较多,钙的吸收率较低。膳食纤维也可干扰钙的吸收。脂肪消化不良,也可影响钙的吸收。磷酸盐对钙吸收的影响尚无一致意见。高磷膳食促进粪钙丢失,并降低尿钙排出,从而保持钙平衡;降低钙磷比例有助于钙储留,对钙吸收并无影响。但是,长期摄入过多的磷可损害钙磷平衡机制,改变钙代谢,引起低钙血症和继发性甲状旁腺功能亢进。

对钙吸收有利的因素,如维生素D、乳糖等。充足的膳食蛋白质有利于钙吸收,但如摄入过多超过需要,则可使尿钙排出增多而出现负钙平衡。此外,钙的吸收还与机体状况有关,婴幼儿、孕妇、乳母由于需要量增加,钙吸收率远大于成年男性。随着年龄增长,钙吸收率也逐渐下降,60岁以上男女性的钙吸收率均明显降低。婴幼儿期钙吸收率常大于50%,儿童期为40%,成年人则降至20%左右,老年人更低,仅为15%左右。制酸剂的服用也可干扰钙的吸收。

2. 排泄

体内钙大部分通过肠黏膜上皮细胞的脱落、消化液的钙分泌排入肠道,其中有一部分被重吸收,其余由粪中排出。正常膳食时,钙从尿中排出量约为摄入量的20%。尿钙排出量与摄入钙量呈指数关系,与肠吸收的钙量呈正相关。钙也从汗中排出,如高温作业者每日从汗中丢失钙可高达1g左右。乳母通过乳汁每日排出钙约150～300mg。补液、酸中毒、高蛋白或高镁膳食,以及甲状腺素、肾上腺皮质激素、甲状旁腺素或维生素D过多,以及卧床均可使钙排出增多。

3. 储留

钙在体内的储留受膳食供给量和人体对钙的需要量的影响。磷摄入过多,对于钙储留的影响不大。但摄入高钠量可降低钙在骨骼中的储留,并降低骨密度。氟骨症、糖尿病均对钙代谢有不利影响。

在正常情况下,体内钙维持平衡状态,甲状旁腺激素、降钙素和$1,25\text{-}(OH)_2\text{-}D_3$互相作用而调节着钙平衡关系,保持钙的内环境稳定。此外,钙调素调节细胞内钙离子水平,维持各种需钙参与的反应。其他激素(如胰岛素、皮质醇、生长激素、甲状腺激素、肾上腺素、雌激素、睾丸酮和几种生长因子),还有一些未确定的化合物和某些物理现象,在改变和调节器官对甲状旁腺激素、降钙素和$1,25\text{-}(OH)_2\text{-}D_3$的反应方面均有作用。

(三)供给量

钙的需要量估计方法有二:平衡法适用于成年人;直接测定法,如测定各种不同年龄幼小动物、死亡婴幼儿体内总钙量,据此估计不同年龄段每日体内钙储留量,结合钙的内源损耗估计量即可大致估算出钙的需要量。

钙的需要量与蛋白质摄入水平有关。有人认为,每100g蛋白质需要1g钙,高磷膳食增加钙的需要。高温作业者钙排出增加;寒带地区阳光不足,皮肤内转化维生素D少,钙吸收较差;同时,钙来源也常受膳食类型影响,因此均需增加钙的供给量。孕期、哺乳期妇女对钙的需要量都相对增加,早产婴儿、青春期前后儿童、青少年、老年人,均需适当增加钙的供给量。2000年,中国营养学会对钙的供给量作了合理的调整,成年人的合适摄入量修订为1000mg/d,婴幼儿、儿童、青少年、孕期妇女、哺乳期妇女和老年人均应根据需要增加。

(四)食物来源

钙的食物来源有两个方面,钙含量及吸收利用率。奶与奶制品含钙丰富,吸收率也高,是理想的钙来源。水产品中小虾皮含钙特别多,其次是海带。豆和豆制品以及油料种子和蔬菜含钙也不少,特别突出的有黄豆及其制品,黑豆、赤小豆及各种瓜子、芝麻酱等。

三、铁

铁是人体必需微量元素中含量最多的一种,总量约为3～5g,主要存在于血红蛋白中,占

60％～70％,3％存在于肌红蛋白中,1％为含铁酶类(细胞色素、细胞色素氧化酶、过氧化物酶与过氧化氢酶等)。以上的铁又称为功能性铁。其余为储存铁,以铁蛋白和含铁血黄素形式存在于肝、脾与骨髓中,约占体内总铁含量的25％～30％。铁在体内含量随年龄、性别、营养状况和健康状况而有很大的个体差异。

（一）生理功能

铁为血红蛋白与肌红蛋白、细胞色素A以及某些呼吸酶的成分,参与体内氧与二氧化碳的转运、交换。在组织呼吸过程中,铁与红细胞形成和成熟有关,铁在骨髓造血组织中,进入幼红细胞内,与卟啉结合形成正铁血红素,后者再与珠蛋白合成血红蛋白。缺铁时,新生的红细胞中血红蛋白量不足,甚至影响DNA的合成及幼红细胞的分裂增殖,还可使红细胞变形能力降低,寿命缩短,自身溶血增加。

铁还参与许多重要生理活动,如催化促进β-胡萝卜素转化为维生素A、嘌呤与胶原的合成、抗体的产生、脂类从血液中转运以及药物在肝脏的解毒等。

至于铁在体内与感染的关系尚有争论,但大多数人认为许多有关杀菌的酶成分、淋巴细胞转化率、吞噬细胞移动抑制因子、中性粒细胞吞噬功能均与铁水平有关。但当感染时,过量铁往往促进细菌的生长,对抵御感染不利。

（二）吸收与代谢

铁在食物中主要以三价铁形式存在,少数食物中为还原铁(亚铁或二价铁)形式。肉类等食物中的铁约一半左右是血红素铁,而其他为非血红素铁。前者在体内吸收时,不受膳食中植酸、磷酸的影响,后者常受膳食因素的影响。

非血红素铁在吸收前,必须与结合的有机物分离,如蛋白质、氨基酸和有机酸等。必须转化为亚铁后方可被吸收,因而,影响非血红素铁吸收的因素很多。粮谷和蔬菜中的植酸盐、草酸盐以及存在于茶叶及咖啡中多酚类物质均可影响铁的吸收。胃中胃酸缺乏或过多服用抗酸药物,不利于铁离子的释出,也阻碍铁的吸收。但维生素C、某些单糖、有机酸以及动物肉类有促进非血红素铁吸收的作用,其机制是阻止铁离子沉淀以及保持工作状态,也可能是与铁离子螯合为小分子可溶性单体,利于小肠黏膜上皮细胞吸收。动物肉类、肝脏可促进铁吸收,原因未明,故暂称为肉因子或肉鱼禽因子。近年的研究发现,核黄素对铁的吸收、转运和储存均有良好影响;当核黄素缺乏时,铁吸收、转运以及肝、脾贮铁均受阻。

体内铁需要量与储存量对血红素铁或非血红素铁的吸收都有影响。当储存量多时,铁吸收率降低;反之储存量低,需要量增高,且使吸收率增高。由于被吸收入肠黏膜的铁与一种脱铁蛋白结合,形成储存形式的铁蛋白,当身体需要铁时,铁从铁蛋白中释出,与称为运铁蛋白的β-球蛋白结合而被带入血循环,运往需铁的组织中。失去铁的脱铁蛋白又与新吸收的铁结合,再次形成铁蛋白,当达饱和时,铁吸收量相应减少,直到停止吸收。如此,当铁需要量增多时,吸收增加;当铁需要量少时,吸收也减少。

此外,缺锌时,可使锌与铁的吸收增加。人体试验证实,有机锌与无机铁之间有较强的竞争作用,互有干扰吸收作用。

一般来说,对铁的吸收率植物性食物较动物性食物为低。如大米为1％,玉米和黑豆为3％,莴苣为4％,小麦、面粉为5％,鱼为11％,动物血为25％,动物肉、肝为22％,蛋类因存在一种磷酸糖蛋白-卵黄高磷蛋白的干扰,吸收率仅为3％。牛奶是一种贫铁食物,且吸收率不高,以至缺铁动物模型建立可以采用牛奶或其制品喂养的动物。

（三）铁缺乏及缺铁性贫血

膳食中可利用铁长期不足,常可导致缺铁性贫血,特别是婴幼儿、孕妇及乳母更易发生。当体内缺铁时,铁损耗可分三个阶段。第一阶段为铁减少期,此时储存铁耗竭,血清铁蛋白浓度下降。第二阶段为红细胞生成缺铁期,此时除血清铁蛋白下降外,血清铁也下降,同时铁结合力上升(运铁蛋白饱和度下降),游离原卟啉浓度上升。第三阶段为缺铁性贫血期,血红蛋白和红细胞比积下降。对婴幼儿及孕妇应特别注意缺铁性贫血的发生。铁缺乏时可增加铅的吸收,国外调查发现,铁缺乏的幼儿其铅中毒的发生率比无铁缺乏的幼儿高3～4倍,这是由于缺铁导致对二价金属吸收率增高所致。

铁缺乏时对人体的影响:工作效率降低、学习能力下降,冷漠呆板;缺铁儿童易烦躁,抵抗力下降。此外,常有自述心慌、气短、头晕、眼花、精力不集中等。

（四）供给量与食物来源

铁在体内代谢中,可被身体反复利用,一般除肠道分泌和皮肤、消化道、尿道上皮脱落损失少量外,铁的排出量很少。只要从食物中吸收加以弥补,即可满足机体的需要,但婴幼儿由于生长较快,需要量相对较高,需从食物中获得铁的比例大于成人;妇女月经期铁损失较多,为此供给量应适当增加。男子每日损失铁1mg;女子为0.8mg,但月经期平均每日损失为1.4mg,铁吸收率低于10%,估计成人铁供给量应大于10mg/d。我国建议铁的日供给量:成年男子为12mg,成年女子为18mg,孕妇、乳母为28mg。

膳食中铁的良好来源为动物肝脏、动物血、畜禽肉类、鱼类。蔬菜中铁含量不高,油菜、苋菜、菠菜、韭菜等铁利用率不高。

四、碘

人体内含碘约20～50mg,相当于0.5mg/kg体重。甲状腺组织内含碘最多,约占体内总碘量的70%～80%(约8～12mg)。其中甲状腺素占16.2%,三碘甲状腺氨酸占7.6%,一碘酪氨酸占32.7%,二碘酪氨酸占33.4%,其他碘化物为16.1%。血液中碘主要是蛋白结合碘,约为30～60μg/L。

（一）生理作用

碘在体内主要参与甲状腺素合成,故其生理作用通过甲状腺素的作用表现出来。甲状腺素主要促进和调节机体代谢及生长发育。

(1)促进生物氧化,协调氧化磷酸化过程,调节能量转化;

(2)促进蛋白质合成,调节蛋白质合成与分解;

(3)促进糖和脂肪代谢;

(4)调节组织中水盐代谢;

(5)促进维生素的吸收和利用;

(6)活化酶包括细胞色素酶系、琥珀酸氧化酶系等100多种酶类,对生物氧化和代谢都有促进作用;

(7)促进神经系统发育、组织的发育和分化及蛋白质的合成。

（二）吸收与代谢

食物中碘离子极易被吸收,进入胃肠道后1小时内大部被吸收,3小时后完全吸收。部分有机碘在肠内降解释放为碘化物被吸收,约80%有机碘则可能被完整地吸收。人体吸收碘后,迅速转运至血浆,常不与血液中的蛋白质结合,而遍布各组织中。仅在甲状腺中的部分碘被合成为甲状腺素,并储存于体内惟一储存碘的甲状腺内。在代谢过程中,甲状腺素分解脱下的碘,部分被重新利用,部分进入小肠,从粪便排出体外。

人体内约90%的碘由尿液排出,近10%由粪便排出,其他如随汗液或通过呼吸排出的较少。哺乳妇女可从乳汁中排出一定量的碘。部分在肝内合成甲状腺素葡萄糖酸酯或硫酸酯,随胆汁分泌。

（三）碘缺乏和碘过量

碘缺乏造成甲状腺素合成和分泌不足,刺激垂体促甲状腺激素代偿性合成分泌增多,引起甲状腺增生、肥大。由于环境、食物造成的缺碘,常为地区性,引起地方性甲状腺肿。孕妇若严重缺碘,可殃及胎儿,使新生儿生长发育受阻,尤其是神经、肌肉发育受阻,认知能力低下,以及胚胎期和围产期死亡率上升。其发病情况各地不同,与碘缺乏程度和时间长短有关。其中呆小病为最严重,表现为甲状腺功能低下,可见四肢短小、颈短和骨骼异常等。

碘缺乏可因环境与食物缺碘,但并非引起甲状腺肿的惟一原因。有些食物含有抗甲状腺素物质。如十字花科植物(白菜、萝卜等)含有 β-硫代葡萄糖苷等可影响碘的利用。此外,蛋白质不足,钙、锰、氟过高或钴、钼不足对甲状腺素合成也有一定影响。

碘缺乏地区采用碘化食盐方法,即在食盐中加入碘化物或碘酸盐予以预防。加入量可控制在 1:20000 至 1:50000 之间。也有采用碘化油,即将含碘 30%～35% 的碘化油用食用油稀释至 6 万～30 万倍供食用。

碘过量通常发生于摄入含碘量高的食物,以及在治疗甲状腺肿等疾病中使用过量的碘剂等。我国河北、山东部分县、区居民,曾因饮用深层高碘水,或高碘食物造成高碘甲状腺肿。这只要限制高碘食物,即可防治。如补充碘反而使病情恶化。在我国使用强化食盐防治地方性甲状腺肿大中,未见有碘过量甲状腺肿的报道。

（四）供给量与食物来源

人体对碘的需要量受年龄、性别、体重、发育及营养状况等影响。中国营养学会建议碘的日供给量:成人 150μg,孕妇和乳母为 200μg。成人碘的可耐受最高摄入量(UL)为 1000μg。

含碘量较高的食物主要为海产品,如 100g 海带(干)含碘 24000μg、100g 紫菜(干)含碘 1800μg、100g 淡菜(干)含碘 1000μg、100g 海参(干)含碘 600μg。

五、锌

人体含锌 2～2.5g,主要存在于肌肉、骨骼和皮肤中。按单位重量含锌量计算,以视网膜、脉络膜、前列腺为最高,其次为骨骼、肌肉、皮肤、肝、肾、心、胰、脑和肾上腺等。血液中锌含量:红细胞约为 75%～88%,血浆 12%～22%,白细胞 3%。红细胞膜上锌浓度较高,锌主要以金属酶和碳酸酐酶、碱性磷酸酶的组分存在;血浆中锌主要与蛋白质相结合,其中与白蛋白结合为 60%,与 α_2-巨球蛋白结合为 30%,而 7% 左右与氨基酸(组氨酸、半胱氨酸)结合。此外,有一小部分与运铁蛋白、硫及核蛋白结合,游离锌含量很低。

（一）生理作用

1.酶的组成成分或酶的激活剂

锌是人体许多重要酶的组成成分,已知含有锌的酶不下 200 种,乳酸脱氢酶、羧肽酶、胸腺嘧啶苷激酶等也是。而 RNA 聚合酶、DNA 聚合酶呈现活性也需锌的参与。

2.促进生长发育与组织再生

锌为调节 DNA 复制、转译和转录的 DNA 聚合酶活性所必需,与蛋白质和核酸的合成,细胞生长、分裂和分化等各过程都有关。锌对胎儿的生长发育也非常重要。锌对于促进性器官和性功能的正常发育是必需的。

3. 促进维生素 A 代谢和生理作用

锌在体内能促进视黄醛的合成和构型转化;维持血浆维生素 A 浓度的恒定,参与肝中维生素 A 动员,对于维持正常暗适应能力有重要作用;锌对于维持皮肤健康也是必需的。

4. 参与免疫功能

锌能直接影响胸腺细胞的增殖,使胸腺素分泌保持正常,以维持细胞免疫的完整。

5. 促进食欲

锌可能通过参加构成一种含锌蛋白——唾液蛋白,而对味觉和食欲发生作用。

(二)吸收与代谢

锌主要在小肠内被吸收,然后与血浆中白蛋白或转运蛋白结合,随血液流入门脉循环,分布于各器官组织。

锌吸收常受膳食中含磷化合物如植酸的影响,而降低其吸收率。过量摄入纤维素及某些微量元素也会影响锌的吸收。锌与铁比值过小,即铁过多可抑制锌吸收。此外,抗体营养状况也影响锌的吸收。锌的吸收率一般为 20% ～ 30%。

锌在体内代谢后,主要通过胰腺分泌经肠道排出,仅小部分从尿和汗液排出。

(三)缺乏与过量

生长期儿童锌缺乏易引起生长迟缓、垂体调节功能障碍、食欲不振、味觉迟钝甚至丧失、皮肤创伤不易愈合、易感染等。青春期锌缺乏易引起性成熟延迟、第二性征发育障碍、性功能减退、精子产生过少等。此外,肠源性肢端皮炎,是一种家族遗传病,经锌治疗可以得到迅速恢复,可能与缺锌有关。

锌过量常可引起铜的继发性缺乏,损害免疫器官和免疫功能,影响中性粒细胞及巨噬细胞活力,抑制趋化性和吞噬作用及细胞的杀伤能力。

(四)供给量与食物来源

我国规定锌的日供给量 1～9 岁为 10mg,10 岁以上为 15mg,孕妇、乳母为 20mg。

锌的来源广泛,但动植物食物的锌含量与吸收率有很大差异。按每 100g 含锌量(mg)计算,以牡蛎最高,可达 100mg 以上,畜禽肉及肝脏、蛋类在 2～5mg,鱼及其他海产品 15mg 左右,畜禽制品 0.3～0.5mg,豆类及谷类 1.5～2.0mg,而蔬菜及水果类含量较低,一般在 1.0mg 以下。

六、硒

硒在人体内总量为 14～20mg,广泛分布于所有组织和器官中,浓度高者组织有肝、胰、肾、心、脾、牙釉质及指甲,而脂肪组织最低。

(一)生理作用

1. 谷胱甘肽过氧化物酶的组成成分

硒是谷胱甘肽过氧化物酶(GSH-Px)的重要组成成分,谷胱甘肽过氧化物酶在体内特异地与过氧化物反应,从而保护生物膜免受损害,维持细胞正常功能。

2. 解毒作用

硒与金属有很强的亲和力,在体内与某些重金属结合形成金属硒蛋白复合物而解毒,并使金属排出体外。

3．保护心血管,维护心肌健康

许多调查发现,血硒高的地区人群心血管病发病率低;在我国,以心肌损害为特征的克山病,缺硒是一个重要病因。

4．促进生长、保护视觉器官以及抗肿瘤作用

已有实验表明,硒为机体生长与繁殖所必需,缺硒可致生长迟缓。白内障患者及糖尿病性失明者补充硒后,发现视觉功能有改善。人群调查发现,硒缺乏地区肿瘤发病率明显较高,胃癌与缺硒有关。

（二）吸收与代谢

硒在小肠吸收,无机硒与有机硒易被吸收,其吸收率大于 50％以上。硒吸收率的高低与硒的化学结构、溶解度有关。硒被吸收后,与血浆蛋白的结合转运至各器官与组织中。代谢后大部分硒经尿排出,粪中的硒绝大多数为未被吸收的食物硒,有少量随胆汁、胰液、肠液一起分泌到肠腔内,此外,硒也可从汗中排出,当硒摄入量较高时,还可从肺部排出具有挥发性的二甲基硒化合物。

（三）供给量与食物来源

2000 年中国营养学会对硒的供给量作了合理的调整,硒的合适摄入量修订为为 $50\mu g/d$（14 岁以上人群）,硒的成人 UL 为 $400\mu g/d$。

动物性食物肝、肾、肉类及海产品是硒的良好食物来源。但食物中硒含量受当地水土中硒含量的影响很大。

七、铜

铜在人体内总量约为 $100\sim120mg$,分布于体内各器官组织中,其中以肝和脑中浓度最高,其他脏器相对较低。肝中铜的含量约占铜总量的 20％,脑约占 10％,肌肉中浓度较低,但含量约占全身铜总量的 40％。肝与脾是铜的储存器官,婴幼儿肝、脾铜总量相对较成人高。血清中铜水平为 $10\sim24\mu mol/L$,与红细胞中含量相近。

（一）生理作用

铜是许多酶的组成成分,如铜蓝蛋白、细胞色素氧化酶、过氧化物歧化酶、酪氨酸酶、多巴-β-羟化酶、赖氨酰氧化酶等。铜在体内以上述酶的形式参与许多作用。

1．维持正常的造血功能

铜蓝蛋白催化 Fe^{2+} 氧化为 Fe^{3+},对于形成运铁蛋白有重要作用,故当铜缺乏时,铁的吸收、转运与储存减少。铜蓝蛋白可能与细胞色素氧化酶一起参与促进血红蛋白的合成,膳食中缺铜时,血红蛋白合成减少,且影响红细胞膜功能、缩短红细胞寿命等。

2．促进骨骼、皮肤和血管的健康

弹性蛋白与胶原蛋白的交联,依赖于赖氨酰氧化酶的作用而形成的醛赖氨酸,后者是胶原发生交联所必需的物质。当铜缺乏时,交联难于形成,影响胶原结构,导致骨骼、皮肤、血管结构的改变,易造成骨骼脆性增加、血管张力减低、皮肤弹性减弱等相应改变。

3．抗氧化作用

铜是超氧化物歧化酶的成分。脑铜蛋白、红细胞铜蛋白和肝铜蛋白等具有超氧化物歧化酶活力,它们催化超氧离子成为氧和过氧化氢,从而保护活细胞免受毒性很强的超氧离子的毒害。

4.维持中枢神经系统正常功能

多巴胺-β-羟化酶、酪氨酸酶等含铜酶与儿茶酚胺生物合成、维持中枢神经系统正常功能、酪氨酸转化为多巴胺以及黑色素有关。

(二)吸收与代谢

铜主要在胃和小肠上部吸收,吸收后的铜,被运送至肝脏和骨骼等脏器与组织,用以合成铜蓝蛋白和含铜酶。铜在体内不是一种储存金属,通常极易通过肠道进入体内,又迅速从体内排出。虽然根据需要身体对其吸收有某种调节作用,但铜的内环境稳定主要通过排泄作用维持。

正常人每日通过粪、尿和汗排出铜,约占总排出量的80%通过胆汁进入肠道,其次为小肠黏膜。而从尿中排出的量,约为摄入量的3%。

(三)缺乏与过量

铜普遍存在于各种天然食物中,人体一般不易缺乏,但在某些情况下,如中长期完全肠外营养、消化系统功能失调(腹泻、小肠吸收不良等)、早产儿(特别是人工喂养者)可能发生铜缺乏。主要表现为皮肤和毛发脱色、精神性运动障碍、血管张力减退、红细胞形成受抑、骨质疏松等。

铜缺乏会降低细胞呼吸和氧化磷酸化作用的能力,使细胞活性减慢;降低 Cu/Zn 过氧化物歧化酶(SOD),使细胞周边的不饱和脂类氧化,增加细胞膜的脆性,缩短红细胞寿命。铜缺乏还可引起低血色素性小红细胞性贫血。

过量铜摄入常发生于误服大量铜盐和饮用与铜容器长时间接触的食物。过量铜摄入常可致急性中毒,引起恶心、呕吐、上腹疼痛、腹泻以及头痛、眩晕等,严重者可致昏迷。食用大量含铜较高的食物如牡蛎、动物肝、蘑菇等(每人 $2\sim5mg/d$),尚未见慢性中毒征象。

(四)供给量与食物来源

WHO 提出每日每千克体重铜的需要量在婴幼儿为 $80\mu g$,儿童为 $40\mu g$,成年人为 $30\mu g$ 。一般食物均含铜,含量较丰富的有肝、肾、鱼、硬果与干豆类,牡蛎含量特别高,绿叶蔬菜含铜量较低,牛奶含铜也少。

八、锰

人体内锰总含量为 $200\sim400\mu mol$,肝脏、胰和骨骼中含量较高,为 $20\sim50nmol/g$ 。骨骼由于组织量大,含量占体内锰总量的25%,全血和血清中的锰浓度分别为200nmol/L 和20nmol/L。色素性结构(如视网膜等)中含有较高浓度。

(一)生理作用

1.酶的组成成分或酶的激活剂

锰是精氨酸酶的组成成分,是羧化酶的激活剂,参与体内脂类、碳水化合物的代谢,同时也为蛋白质、DNA 与 RNA 合成所必需。锰还是 Mn-SOD 的重要成分。当锰缺乏时,可见动物体内肝微粒体中脂类过氧化物增高。此外,有许多需锰激活的酶类,如脱羧酶、羧化酶以及转化酶类等。锰是非金属特异性的,当锰缺乏时,Mg^{2+} 常可替代 Mn^{2+} 起作用。

2.维持骨骼的正常发育

锰缺乏可致动物生长停滞、骨骼畸形、生殖功能紊乱、抽搐和运动失调以及严重的低胆固醇血症、体重减轻、头发和指甲生长缓慢等。

(二)吸收与代谢

膳食中的锰在小肠吸收,吸收率不高,约为 2%～15%,个别达 25%。膳食成分如钙、磷浓度高时,锰吸收率降低。当铁缺乏时,锰吸收率增高;反之当锰缺乏时,铁吸收率增高。吸收入体内的锰 90% 以上经肠道排出体外,尿中排出极少(1%～10%)。

(三)供给量与食物来源

成人锰的需要量(WHO1973 年报告)每人 2.0～3.0mg/d。

含锰较多的食物为硬果、原粮、叶菜、茶叶、豆类,肉蛋奶类较低。锰摄入过多可致中毒,损害中枢神经系统,但普通膳食一般不易发生此类现象。

九、钴

人体内含钴量在 1.0mg 左右,含量最高的组织为肝、肾和骨骼。血液约含钴 80～300pg/ml,血浆为 60～80pg/ml。

钴在体内主要以维生素 B_{12} 的成分存在,表现为维生素 B_{12} 的作用,即与红细胞的正常成熟有关。此外,钴在体内影响甲状腺代谢,人群中甲状腺功能紊乱与碘和钴的含量较低及不合适的比值有关。曾观察到水、土壤、食物中钴含量与该地区人畜甲状腺肿发病率呈负相关。至今尚未发现人体缺钴现象。

钴在膳食中只有呈维生素 B_{12} 型时,才被人体吸收利用。钴主要经肾脏排出。钴在动物肝、肾、海产品、绿叶菜中含量较高,乳制品和精制的谷类食品中钴含量均较低。应当指出的是,人体需要的是活性钴,即维生素 B_{12},主要存在于动物性食品中。

十、钼

钼在人体内含量约为 9mg,以肝、肾、骨骼和皮肤中含量最高,血钼水平个体间差异很大。食物中的钼很容易从肠道吸收,吸收率 25%～80%。钼主要从肾脏排出,也有部分经胆汁分泌排出。

钼作为酶的辅助因子发挥其作用,是黄素酶的辅助因子,为黄嘌呤氧化酶和醛氧化酶的成分。黄嘌呤氧化酶主要催化嘌呤化合物的氧化代谢及尿酸的形成;催化肝脏铁蛋白中铁的释放,加速铁进入血浆与 β-球蛋白形成运铁蛋白,使之顺利转运至肝、骨髓和其他细胞。醛氧化酶是体内有毒醛类的解毒所必需的。钼还是亚硫酸盐氧化酶的组分,催化亚硫酸盐转化为硫酸盐。此外,钼还有增强氟的作用。

WHO 推荐钼的每日供给量(RDA)为 2mg/kg。钼广泛分布于各种食物中,如奶、内脏及干豆类。但蔬菜、水果、水产品中含量较少。

十一、铬

铬在体内含量约为 5～10mg,主要存在于骨、皮肤、脂肪、肾上腺、大脑和肌肉中。铬在人体组织中含量随年龄增长而降低。无机铬的吸收率很低(<3%)。铬与有机物结合,如啤酒酵母中的"葡萄糖耐量因子",其吸收率可提高至 10%～25%。膳食中某些因素可影响其吸收率,抗坏血酸可促进铬的吸收,但低浓度草酸盐可使体内铬量增高。而植酸盐却明显降低其吸收。膳食中高单糖与双糖不利于铬的吸收。铬代谢后主要由肾排出,少量经胆汁从肠道排出体外,皮肤、汗腺也有少量排泄。

铬在体内主要起潜在性胰岛素作用,已知铬是葡萄糖耐量因子的重要组成成分。葡萄糖

耐量因子是 Cr^{3+}、尼克酸和谷胱甘肽的络合物,葡萄糖耐量因子是胰岛素的辅助因素,有增强葡萄糖的利用以及使葡萄糖转变成脂肪的作用;铬还影响脂肪的代谢,有降低血清胆固醇和提高 HDL 的作用,从而减少胆固醇在动脉壁的沉积。此外,铬还能增强 RNA 的合成。

当铬摄入不足时,可引起生长迟缓、葡萄糖耐量损害、高葡萄糖血症。高铬酵母可改善葡萄糖耐量,且对非胰岛素依赖型的糖尿病患者有效。

铬的安全和适宜摄入量,美国营养标准推荐委员会 1989 年建议为 $50\sim200\mu g/d$。孕妇由于葡萄糖耐量明显高于非孕妇女,故应提高铬的供给量。

铬的良好食物来源为肉类及整粒粮食、豆类、乳类、蔬菜、水果;啤酒酵母、畜肝含铬量高,且铬活性大。粮食经加工精制后,铬含量明显降低。白糖中铬含量也低于红糖。

常量和微量元素的 RNI 或 AI 见表 1-13。

表 1-13　常量和微量元素的 RNI 或 AI

年龄(岁)	钙 AI (mg)	磷 AI (mg)	钾 AI (mg)	钠 AI (mg)	镁 AI (mg)	铁 AI (mg) 男 / 女	碘 RNI (μg)	锌 RNI (μg) 男 / 女	硒 RNI (μg)	铜 AI (mg)	氟 AI (mg)	铬 AI (mg)	锰 AI (mg)	钼 AI (mg)
0	300	150	500	200	30	0.3	50	1.5	15(AI)	0.4	0.1	10		
0.5~	400	300	700	500	70	10	50	8.0	20(AI)	0.6	0.4	15		
1~	600	450	1000	650	100	12	50	9.0	20	0.8	0.6	20		15
4~	800	500	1500	1000	250	12	90	13.5	35	1.2	1.0	30		20
7~	800	700	1500	1000	250	12	90	13.5	35	1.2	1.0	30		
11~	1000	1000	1500	1200	350	16 / 18	120	18.0 / 15.0	45	1.8	1.2	40		50
14~	1000	1000	2000	1800	350	20 / 25	150	19.0 / 15.5	50	2.0	1.4	40		50
18~	800	700	2000	2200	350	15 / 20	150	15.0 / 11.5	50	2.0	1.5	50	3.5	60
50~	1000	700	2000	2200	350	15	150	11.5	50	2.0	1.5	50	3.5	60
孕妇														
早	800	700	2500	2200	400	15		11.5	50					
中	1000	700	2500	2200	400	25		16.5	50					
晚	1200	700	2500	2200	400	35		16.5	50					
乳母	1200	700	2500	2200	400	25		21.5	65					

(凡表中数字阙如处表示未制定该参考值)

第六节　维生素

一、概　述

维生素是维持机体正常生理功能及细胞内特异代谢反应所必需的一类微量低分子有机化合物。

虽然各类维生素的化学结构不同,生理功能各异,但它们都具有以下共同特点:(1)都是以其本体的形式或可被机体利用的前体形式存在于天然食物中。(2)大多数维生素不能在体内合成,也不能大量储存于组织中,所以必须经常由食物供给。即使有些维生素(如维生素 K、维生素 B_6)能由肠道细菌合成一部分,但也不能完全替代从食物中获得这些维生素。(3)它们不是构成各种组织的原料,也不提供能量。(4)虽然每日生理需要量(仅以 mg 或 μg 计算)很少,然而在调节物质代谢过程中却起着十分重要的作用。(5)维生素常以辅酶或辅基的形式参与酶的功能。(6)不少维生素具有几种结构相近、生物活性相同的化合物,如维生素 A_1 与维生素 A_2,维生素 D_2 和维生素 D_3,吡哆醇与吡哆醛以及吡哆胺等。

维生素可以按字母命名,也可以按化学结构或功能命名,见表 1-14。

表 1-14 维生素的命名

以字母命名	以化学结构或功能命名
维生素 A	视黄醇,抗干眼病维生素
维生素 D	钙化醇,抗佝偻病维生素
维生素 E	生育酚
维生素 K	叶绿醌,凝血维生素
维生素 B_1	硫胺素,抗脚气病维生素
维生素 B_2	核黄素
维生素 B_3	泛酸
维生素 PP	尼克酸、尼克酰胺,抗癞皮病维生素
维生素 B_6	吡哆醇、吡哆醛、吡哆胺
维生素 M	叶酸
维生素 H	生物素
维生素 B_{12}	钴胺素,氰胺素,抗恶性贫血维生素
维生素 C	抗坏血酸,抗坏血病维生素

根据维生素的溶解性可将其分成两大类。

1.脂溶性维生素

包括维生素 A、D、E、K,它们不溶于水而溶于脂肪及有机溶剂(如苯、乙醚及氯仿等)中,在食物中它们常与脂类共存,其吸收与肠道中的脂类密切相关,主要储存于肝脏中。如摄取过多,可引起中毒;如摄入过少,可缓慢地出现缺乏症状(见表 1-15)。

表 1-15 脂溶性维生素的功能、缺乏症状和食物来源

维生素	生理功能	缺乏症状	良好食物来源
维生素 A	促进视紫红质合成,维持上皮、神经、骨骼生长发育和免疫功能	儿童:暗适应能力下降,干眼病,角膜软化 成人:夜盲症,干皮病	动物肝脏,红心甜薯,菠菜,胡萝卜、胡桃、蒲公英、南瓜、绿叶蔬菜类
维生素 D	调节骨代谢 主要调节钙代谢	儿童:佝偻病 成人:骨软化症	在皮肤经紫外线照射合成,强化奶
维生素 E	抗氧化	婴儿:贫血 儿童及成人:神经病变,肌病	在食物中分布广泛,菜籽油是主要来源
维生素 K	通过 γ 羧基谷氨酸残基激活凝血因子 Ⅱ、Ⅶ、Ⅸ、Ⅹ	儿童:新生儿出血性疾病 成人:凝血障碍	肠道细菌合成,绿叶蔬菜,大豆,动物肝脏

2.水溶性维生素

包括 B 族维生素(维生素 B_1、B_2、PP、B_6、叶酸、B_{12}、泛酸、生物素等)和维生素 C。与脂溶性维生素不同,水溶性维生素及其代谢产物较易自尿中排出,体内没有非功能性的单纯的储存形式。当机体饱和后,摄入的维生素从尿中排出;反之,若组织中的维生素枯竭,则给予的维生素将大量被组织利用,故水溶性维生素一般无毒性,但极大量的摄入也可以出现毒性;如摄入过少,可较快地出现缺乏症状。

表 1-16　水溶性维生素的功能、缺乏症状和食物来源

维生素	生理功能	缺乏症状	良好食物来源
维生素 B_1（硫胺素）	参与 α-酮酸和 2-酮氧化脱羧	脚气病，肌肉无力，厌食，心悸，心脏变大，水肿	酵母，猪肉，豆类，葵花籽油
维生素 B_2（核黄素）	电子（氢）传递	唇干裂，口角炎，畏光，舌炎，口咽部黏膜充血水肿	动物肝脏，香肠，瘦肉，蘑菇，奶酪，奶油，无脂牛奶，牡蛎
维生素 B_3（尼克酸）	电子（氢）传递	糙皮病，腹泻，皮炎，痴呆或精神压抑	金枪鱼，动物肝脏，鸡胸脯肉，牛肉，比目鱼，蘑菇
泛酸	酰基转移反应	缺乏很少见，呕吐，疲乏，手脚麻木、刺痛	在食物中广泛分布，尤其在蛋黄、肝脏、肾脏、酵母含量高
生物素	CO_2 转移反应羧化反应	缺乏很少见，缺乏常由于摄入含大量抗生物素蛋白的生鸡蛋所致，厌食，恶心	消化道微生物合成；酵母，肝脏，肾脏
维生素 B_6（吡哆醇，吡哆醛，吡哆胺）	氨基转移反应脱羧反应	皮炎，舌炎，抽搐	牛排，豆类，土豆，鲑鱼，香蕉
叶酸	一碳单位转移	巨幼红细胞性贫血，腹泻，疲乏，抑郁，抽搐	布鲁氏酵母，菠菜，龙须菜，萝卜，大头菜，绿叶菜类，豆类，动物肝脏
维生素 B_{12}（钴胺素）	甲基化高半胱氨酸为蛋氨酸转化甲基丙二醛-CoA 为琥珀酸-CoA	巨幼红细胞性贫血，外周神经退化，皮肤过敏，舌炎	肉类，鱼类，贝壳，家禽，奶类
维生素 C（抗坏血酸）	抗氧化，胶原合成中羟化酶的辅因子	坏血病，胃口差，疲乏无力，伤口愈合延迟，牙龈出血，毛细血管自发破裂	木瓜，橙汁，甜瓜，草莓，花椰菜，辣椒，柚子汁

二、维生素 A

（一）理化性质

维生素 A 类是指含有 p-白芷酮环的多烯基结构，并具有视黄醇生物活性的一大类物质。狭义的维生素 A 是指视黄醇，广义而言应包括已经形成的维生素 A 和维生素 A 原。维生素 A 是指维生素 A 及其合成类似物或代谢产物，动物体内具有视黄醇生物活性功能的维生素 A，如视黄醇、视黄醛、视黄酸等物质；4-氧视黄酸、4-羟视黄酸等是不具有视黄醇生物活性功能的类维生素 A。在植物中不含已形成的维生素 A，在黄、绿、红色植物中含有类胡萝卜素，其中一部分可在体内转变成维生素 A 的称为维生素 A 原，如 α-胡萝卜素、β-胡萝卜素和 γ-胡萝卜素等。

维生素 A（视黄醇）有维生素 A_1（视黄醇）和维生素 A_2（3-脱氢视黄醇）之分。维生素 A_1 主要存在于海水鱼中，而维生素 A_2 主要存在于淡水鱼中。维生素 A_2 生物活性为维生素 A_1 的 40%，其促进大鼠生长的功能比维生素 A_1 小，但两者的生理功能相似。与视觉有关的维生素 A 活性形式是 11-顺式视黄醛，与细胞分化有关的是 9-顺式视黄酸。

已经发现的类胡萝卜素约 600 种，约有 1/10 是维生素 A 原，如 α-胡萝卜素、β-胡萝卜素和 γ-胡萝卜素，其中 β-胡萝卜素最重要，它常与叶绿素并存。还有一些类胡萝卜素，例如玉米黄素、辣椒红素、叶黄素和番茄红素，它们不能分解形成维生素 A。

维生素 A 和胡萝卜素都对酸、碱和热稳定，一般烹调加工不易被破坏，但易被氧化和受紫外线破坏。当食物中含有磷脂、维生素 E、维生素 C 和其他抗氧化剂时，视黄醇和胡萝卜素较

为稳定,脂肪酸氧化可引起维生素A的严重破坏。

(二)吸收与代谢

食物中已形成的维生素A大都是以视黄醇酯的形式存在。视黄醇酯和维生素A原(类胡萝卜素)经胃内的蛋白酶消化作用后从食物中释出,在小肠中胆汁和胰脂酶的共同作用下,其中的酯键被水解。视黄醇、胡萝卜醇和类胡萝卜素被小肠绒毛上皮细胞吸收。胆囊炎、胰腺炎、肝硬化、胆管阻塞、慢性腹泻、血吸虫病等疾病和饮酒,可影响维生素A的吸收和代谢,这些情况也容易伴发维生素A缺乏。

在小肠黏膜细胞内β-胡萝卜素在加氧酶的作用下,一分子β-胡萝卜素可形成两分子维生素A,而α-胡萝卜素、γ-胡萝卜素等其他维生素A原分解后只能形成一分子维生素A。

循环血中维生素A的主要形式是全视黄醇结合蛋白,它是全反式视黄醇和视黄醇结合蛋白以1:1比例结合的复合体。视黄醇结合蛋白参与体内维生素A的运转、生物转化、防止维生素A被氧化。

视黄醇在体内被氧化成视黄醛后,再进一步氧化成视黄酸。视黄醇和视黄醛存在于食物和体内,具有同样的生物活性。9-顺式视黄醛及11-顺式视黄醛是体内主要的生物活性形式。

维生素A以酯的形式储存于肝实质细胞和星状细胞中。营养良好者肝中可储存维生素A总量的90%以上,肾脏中维生素A储存量约为肝脏的1%,眼色素上皮中也储存有维生素A,它是视网膜备用库。摄入的维生素A与全身的储存可在两周内达到平衡。

(三)生理功能

1.维持正常视觉

维生素A能促进视觉细胞内感光物质的合成与再生,以维持正常视觉。人视网膜的杆状细胞内含有感光物质视紫红质。它由11-顺式视黄醛和视蛋白结合而成。视紫红质对光敏感,当其被光照射时可引起一系列变化,经过各种中间构型,最后由11-顺式视黄醛转变为全反式视黄醛,同时释放出视蛋白,引发神经冲动,此时即能看见物体,这一过程称为光适应。人若进入暗处,因视紫红质消失,故不能见到物体,只有当足够的视紫红质再生后才能在一定照射光下见到物体,这一过程称为暗适应。暗适应的快慢决定于照射光的波长、强度和照射时间,同时也决定于体内维生素A的营养状况。维生素A缺乏最早的症状是暗适应能力下降,即在黑夜或暗光下看不清物体,在弱光下视力减退,暗适应时间延长,严重者可致夜盲症。

2.维持上皮的正常生长与分化

维生素A在维持上皮的正常生长与分化中起着重要作用,其中9-顺式视黄酸和全反式视黄酸在细胞分化中的作用尤为重要。近来发现,两组视黄酸受体RAR和RXR,RAR受体可以和全反式视黄酸或9-顺式视黄酸结合,而RXR受体只能与9-顺式视黄酸结合。在视黄酸异构体与它们的核受体结合后,既能刺激也能抑制基因表达,从而对细胞分化起到调控作用。维生素A缺乏最明显的症状是干眼病,患者眼结膜和角膜上皮组织变性,泪腺分泌减少,可发生结膜皱纹,结膜失去正常光泽,混浊、变厚、变硬,角膜基质水肿,角膜表面粗糙、混浊、软化、溃疡、糜烂、穿孔;患者常感眼睛干燥,怕光,流泪,发炎,疼痛,发展下去可致失明。维生素A缺乏除了引起眼部症状外,还会引起机体不同组织上皮干燥、增生及角化,以至出现各种症状。比如,皮脂腺及汗腺角化,出现皮肤干燥,在毛囊周围角化过度,发生毛囊丘疹与毛发脱落;呼吸、消化、泌尿、生殖上皮细胞角化变性,破坏其完整性,容易遭受细菌侵入,引起感染。

3.促进生长发育

维生素A对于胚胎发育也是必需的,视黄酸可维持正常生长和健康,但对生殖及视觉功能无作用。缺乏维生素 A 的儿童生长停滞,发育迟缓,骨骼发育不良;缺乏维生素 A 的孕妇所生的新生儿体重较轻,这一方面可能是味蕾的组织学改变或唾液分泌减少从而导致孕妇厌食;另一方面,是硫酸软骨素的合成不足从而影响胎儿骨骼的发育。

4.抑癌作用

维生素 A 或其衍生物(如 5,6-环氧视黄酸,13-顺式视黄酸)有抑癌防癌作用。可能因它们能促进上皮细胞的正常分化,也有阻止肿瘤形成的活性。类胡萝卜素抑癌作用可能与其抗氧化性有关,因能捕捉自由基,猝灭单线态氧,提高抗氧化防御能力。许多膳食流行病学和血清流行病学研究表明,高维生素 A 和 β-胡萝卜素摄入者患肺癌等上皮癌症的危险性减少。

5.维持机体正常免疫功能

维生素 A 缺乏可影响抗体的生成从而使机体抵抗力下降,特别是儿童、老人容易引起呼吸道炎症,严重时可引起死亡。

(四)供给量及食物来源

维生素 A 的 RDA 中成人每人每天摄入维生素 A $800\mu g$ 视黄醇当量。

维生素 A 最好的来源是各种动物肝脏、鱼肝油、鱼卵、全奶、奶油、禽蛋等;维生素 A 原的良好来源是深色蔬菜和水果,如菠菜、苜蓿、空心菜、莴笋叶、芹菜叶、胡萝卜、豌豆苗、红心番薯、辣椒及水果中的芒果、杏子及柿子等。除膳食来源之外,维生素 A 补充剂也可使用,其使用剂量不要高于 RDA 的 1.5 倍,用量过大不仅没有必要,反而会引起中毒。

三、维生素 D

(一)理化性质

维生素 D 类是指含环戊氢烯菲环结构、并具有钙化醇生物活性的一大类物质,以维生素 D_2(麦角钙化醇)及维生素 D_3(胆钙化醇)最为常见。前者是酵母菌或麦角中的麦角固醇经紫外光照射后的产物,后者是人体从食物摄入或在体内合成的胆固醇经转变为 7-脱氢胆固醇储存于皮下经紫外光照射后转化为维生素 D_3。在某些特定条件下,比如工作或居住在日照不足、空气污染(阻碍紫外光照射)的地区可影响维生素 D_3 的生成。

维生素 D_3 是白色晶体,溶于脂肪和脂溶剂,其化学性质比较稳定,在中性和碱性溶液中耐热,不易被氧化,但在酸性溶液中则逐渐分解,故通常的烹调加工不会引起维生素 D 的损失,但脂肪酸败可引起维生素 D 破坏。过量辐射线照射,可形成具有毒性的化合物。

(二)吸收与代谢

在皮肤中,7-脱氢胆固醇经光照转变成维生素 D_3,膳食中的维生素 D_3 在胆汁的作用下,在小肠乳化形成胶团被吸收入血。从膳食和皮肤两条途径获得的维生素 D_3 与血浆 α-球蛋白结合并被转运至肝脏,在肝内经维生素 D_3-25-羟化酶催化生成 $25-OH-D_3$;然后再被转运至肾脏,在 $25-OH-D_3$-1-羟化酶和 $25-OH-D_3$-24-羟化酶催化下,进一步被氧化成 $1,25-(OH)_2-D_3$ 和 $24,25-(OH)_2-D_3$;血液中维生素 D 结合蛋白可携带这两种二羟基代谢物及其所有代谢产物,特别是 $1,25-(OH)_2-D_3$;达到小肠、骨、肾等靶器官中,与靶器官的核受体和(或)膜受体结合,发生相应的生物学效应,呈现各种生理作用。

动物体内维生素 D 的营养状况可能是 1-羟化酶活性最重要的决定因素。当血液循环中 $1,25-(OH)_2-D_3$ 降低时,肾脏合成 $1,25-(OH)_2-D_3$ 的量增加,反之,则很快减少。

维生素 D 主要储存于脂肪组织中,其次肝脏、大脑、肺、脾、骨和皮肤也有少量存在。维生素 D 主要在肝脏分解代谢,主要经胆汁排泄,即维生素 D 转化为极性较强的代谢产物与葡萄糖苷酸结合后随同胆汁排入肠中,在尿中仅排出 $2\% \sim 4\%$ 。

(三)生理功能

维生素 D 的基本生理功能是维持细胞内、外钙浓度,调节钙磷代谢,这主要是通过 $1,25\text{-}(OH)_2\text{-}D_3$ 在小肠、肾、骨等靶器官中实现其生理功能。

1. 促进小肠钙吸收

转运至小肠组织的 $1,25\text{-}(OH)_2\text{-}D_3$ 先进入黏膜上皮细胞,并在该处诱发一种特异的钙结合蛋白质合成。一分子钙结合蛋白质可与四个钙离子结合,因此它可被视为参与钙运输的载体。这种结合蛋白还可增加肠黏膜对钙的通透性,将钙主动转运通过黏膜细胞进入血循环。

2. 促进肾小管对钙、磷的重吸收

$1,25\text{-}(OH)_2\text{-}D_3$ 对肾脏也有直接作用,能促进肾小管对钙、磷的重吸收,减少丢失。佝偻病患儿的早期表现就是尿磷增高,血浆无机磷酸盐浓度下降,从而影响骨组织的钙化。

3. 对骨细胞呈现多种作用

在血钙降低时,它能动员储存在骨组织中的钙和磷进入血液;还能诱导肝细胞、单核细胞变为成熟的破骨细胞,破骨细胞一旦成熟,即失去了 $1,25\text{-}(OH)_2\text{-}D_3$ 的核受体,因此不再发挥其生理作用。成骨细胞也有 $1,25\text{-}(OH)_2\text{-}D_3$ 的核受体。体外试验提示,$1,25\text{-}(OH)_2\text{-}D_3$ 能增加碱性磷酸酶的活性及骨钙化基因的表达。

4. 调节基因转录作用

$1,25\text{-}(OH)_2\text{-}D_3$ 通过调节基因转录和一种独立信息转导途径来启动生物学效应。已经证明,有 30 个具有调节基因转录作用的维生素 D 核受体靶器官,包括肠、肾、骨、胰、垂体、乳房、胎盘、造血组织、皮肤及各种来源的癌细胞等。

5. 通过维生素 D 内分泌系统调节血钙平衡

目前已确认存在维生素 D 内分泌系统,其主要调节因子是 $1,25\text{-}(OH)_2\text{-}D_3$ 、甲状旁腺激素及血清钙、磷。$1,25\text{-}(OH)_2\text{-}D_3$ 是受低血钙引起的甲状旁腺激素上升的刺激而增加,肾脏将 $25\text{-}(OH)_2\text{-}D_3$ 羟化为 $24,25\text{-}(OH)_2\text{-}D_3$ 的过程是受高血钙引起的甲状旁腺激素下降的刺激而产生的。这两种形式的维生素 D_3 与甲状旁腺激素、降钙素在调节钙的代谢上起着重要作用。当血钙降低时,甲状旁腺激素升高,$1,25\text{-}(OH)_2\text{-}D_3$ 增多,通过其对小肠、肾、骨等靶器官的作用以增高血钙水平;当血钙过高时,甲状旁腺激素下降,降钙素产生增加,尿中钙、磷的排出量增加。

(四)缺乏症

维生素 D 缺乏导致肠道吸收钙和磷减少,肾小管对钙和磷的重吸收减少,影响骨钙化,造成骨骼和牙齿的矿化异常。如婴儿缺乏维生素 D 易引起佝偻病;成人,尤其是孕妇、乳母和老人缺乏维生素 D,会使已成熟的骨骼脱钙而发生骨质软化症和骨质疏松症。

1. 佝偻病

由于维生素 D 缺乏,骨骼不能正常钙化,引起骨骼变软和弯曲变形,如幼儿刚学会走路时,身体重量使下肢骨弯曲,形成“X”或“O”形腿;胸骨外凸(“鸡胸”),肋骨与肋软骨连接处软骨增生形成“肋骨串珠”;囟门闭合延迟、骨盆变窄和脊柱弯曲;由于腹部肌肉发育不好,易使腹部膨出;牙齿萌出迟;恒牙稀疏、凹陷,容易发生龋齿。佝偻病发病程度各地不一,我国北方较南方高,这与婴幼儿日照不足有关。

2. 骨质软化症

成人,尤其是孕妇、乳母和老人在缺乏维生素 D 和钙、磷时容易发生骨质软化症。主要表现为骨质软化、变形。孕妇骨盆变形可致难产。

3.骨质疏松症

老年人由于肝肾功能降低、胃肠吸收欠佳、户外活动减少,故体内维生素 D 水平常常低于年轻人。骨质疏松症及其引起的骨折是威胁老年人健康的主要疾病之一。

4.手足痉挛症

缺乏维生素 D、钙吸收不足、甲状旁腺功能失调或其他原因造成血清钙水平降低时可引起该症状。表现为肌肉痉挛、小腿抽筋和惊厥等。

(五)供给量和来源

维生素 D 的供给量必须与钙、磷的供给量一起来考虑。在钙、磷供给量充足的条件下,儿童、少年、孕妇、乳母和老人维生素 D 的供给量均是每人每天 $10\mu g$,16 岁以上成人为 $5\mu g$。

经常晒太阳是人体获得充足有效的维生素 D_3 的最好来源,在阳光不足或空气污染严重的地区,也可采用紫外线灯作预防性照射。成年人只要经常接触阳光,在正常膳食条件下一般不会发生维生素 D 缺乏病。

维生素 D 主要存在于海水鱼(如沙丁鱼)和肝、蛋黄等动物性食物及鱼肝油制剂中。我国不少地区使用维生素 A、D 强化牛奶,使维生素 D 缺乏症得到了有效的控制。

四、维生素 E

(一)理化性质

维生素 E 类是指含苯并二氢吡喃结构、具有 α-生育酚生物活性的一类物质。目前已知有四种生育酚(α-T,β-T,γ-T,δ-T)和四种生育三烯酚(α-TT,β-TT,γ-TT,δ- TT),其中 α-生育酚的生物活性最高,故通常以 α-生育酚作为维生素 E 的代表。

α-生育酚是黄色油状液体,溶于酒精、脂肪和脂溶剂,对热及酸稳定,对碱不稳定,对氧十分敏感,油脂酸败加速维生素 E 的破坏。食物中维生素在一般烹调时损失不大,但油炸时维生素 E 活性明显降低。

(二)吸收与代谢

膳食中维生素 E 主要由 α-生育酚和 γ-生育酚组成,在正常情况下,其中约 $20\% \sim 25\%$ 可被吸收。酯型维生素 E 先经胰脂酶和肠黏膜脂酶水解,然后才被吸收。游离的 α-生育酚和 γ-生育酚与膳食脂质的消化产物以及载脂蛋白一起掺入乳糜微粒,经胸导管进入体循环。当乳糜微粒在血循环中为脂蛋白脂酶水解后,部分维生素 E 被释放进入组织或转移到高密度脂蛋白中,但大部分被吸收的维生素 E 随乳糜微粒转运至肝脏,为肝细胞所摄取。

由于生育酚溶解于脂质且由脂蛋白转运,所以血浆生育酚浓度与血浆总脂浓度之间有很强的相关性,但与血浆总胆固醇的相关性较差。因此,有人提出在评价维生素 E 的营养状况时(尤其是高脂血症病人),应结合血浆总脂水平来考虑。

由于肝脏有迅速更新维生素 E 储存的功能,故维生素 E 在肝脏储存不多,主要储存在脂肪组织。

(三)生理功能

1.抗氧化作用

维生素 E 是高效抗氧化剂,在体内保护细胞免受自由基损害。维生素 E 与超氧化物歧化酶、谷胱甘肽过氧化物酶一起构成体内抗氧化系统,保护生物膜上多烯脂肪酸、细胞骨架及蛋白质的巯基免受自由基攻击。维生素 E 缺乏可使细胞抗氧化功能发生障碍,引起细胞损伤。

此外,维生素 E 还具有抗动脉硬化、抗癌和改善免疫功能及延缓衰老等作用。

在非酶抗氧化系统中,维生素 E 是重要的抗氧化剂,其他还有类胡萝卜素、维生素 C、硒和谷胱甘肽等。生育酚分子与自由基起反应后,可生成生育酚羟自由基,此化合物又可被维生素 C、谷胱甘肽以及辅酶 Q 重新还原生成生育酚。

2.促进蛋白质更新合成

维生素 E 可促进核 RNA 更新蛋白质合成,促进某些酶蛋白的合成,降低分解代谢酶(如 DNA 酶、RNA 酶、肌酸激酶等)的活性,再加上清除自由基的能力,维生素 E 总的效果表现为促进人体正常新陈代谢,增强机体耐力,维持骨骼肌、心肌、平滑肌、外周血管系统、中枢神经系统及视网膜的正常结构和功能。

3.延缓衰老

随着年龄增长,体内脂褐质不断增加。脂褐质俗称老年斑,是细胞内某些成分被氧化分解后的沉积物。补充维生素 E 可减少脂褐质形成,改善皮肤弹性,并使性腺萎缩减轻,提高免疫能力。因此,维生素 E 在延缓衰老中的作用被日益重视。

4.与动物的生殖功能有关

维生素 E 缺乏时可出现睾丸萎缩及其上皮变性、孕育异常。但对人类尚未发现有因维生素 E 缺乏而引起不育症。不过临床上常用维生素 E 治疗先兆流产和习惯性流产。

5.调节血小板的粘附力和聚集作用

维生素 E 缺乏时,血小板聚集和凝血作用增强,增加心肌梗死及中风的危险性。这是因为维生素 E 能抑制磷脂酶 A_2 的活性,减少血小板血栓素 A_2 的释放,从而抑制血小板的聚集。

(四)供给量和来源

中国营养学会 2000 年修订的《推荐的每日膳食中营养素供给量》中每天维生素 E 的供给量比以前有所提高。当多不饱和脂肪酸摄入量增多时,相应地应增加维生素 E 的摄入量,一般每摄入 1g 多不饱和脂肪酸,应摄入 0.4mg 维生素 E。

在脂溶性维生素中,维生素 E 的毒性相对较小。在动物实验中,大剂量维生素 E 可抑制生长,干扰甲状腺功能及血液凝固,使肝中脂类增加。有证据表明,长期每天摄入 600mg 以上的维生素 E 有可能出现中毒症状,如视觉模糊、头痛和极度疲乏等。目前,不少人自行补充维生素 E,但每天摄入量以不超过 400mg 为宜。

维生素 E 在自然界中分布甚广,一般情况下不会缺乏。维生素 E 含量丰富的食物有植物油、麦胚、硬果、种子类、豆类及其他谷类;蛋类、鸡(鸭)肫、绿叶蔬菜中含有一定量;动物性食物肉、鱼类和水果及其他蔬菜含量很少。

五、硫胺素

(一)理化性质

硫胺素又称维生素 B_1。硫胺素分子是由 1 个嘧啶环和 1 个噻唑环通过亚甲基桥连接而成。硫胺素略带酵母气味,易溶于水,微溶于乙醇。它的盐酸盐和硝酸盐形式在干燥环境和酸性溶液中均稳定;在碱性环境,特别在加热时加速分解破坏。硫胺素对亚硫酸盐极敏感,在有亚硫酸盐存在时迅速分解成嘧啶和噻唑,并丧失其活性。

某些食物成分中含有抗硫胺素因子,如鱼类及蕨类植物中的硫胺素酶可通过置换反应而使硫胺素分子断裂。另外,一些蔬菜、水果如红色甘蓝、莴苣、黑加仑等,以及茶和咖啡中含有多羟基酚类物质,它们通过氧化还原反应过程使硫胺素丧失活性。长期大量食用此类食物可能会出现硫胺素缺乏症。

（二）吸收、转运和代谢

硫胺素吸收主要在空肠，在低浓度（2μmol/L）时主要靠主动转运系统吸收。在高浓度时可由被动扩散吸收，但效率很低，一次口服硫胺素 2.5～5.0mg 大部分不能被吸收。吸收后的硫胺素在空肠黏膜细胞内经磷酸化作用转变成焦磷酸酯，在血液中主要以焦磷酸酯的形式由红细胞完成体内转运。硫胺素以不同的形式存在于各种组织细胞内。以脑组织为例：脑组织中硫胺素焦磷酸为 79%，硫胺素单磷酸酪为 11%，硫胺素三磷酸和游离硫胺素约各占 5%。在其他组织中的分布情况与脑组织相似。

成人体内硫胺素总量约为 30mg。各组织器官中含量水平不同，以肝、肾、心脏为最高，约比脑中浓度高 2～3 倍。硫胺素在体内生物半衰期为 9.5～18.5 天，它的代谢产物为嘧啶和噻唑及其衍生物。

（三）生理功能

TPP 是硫胺素主要的辅酶形式，在体内参与两个重要的反应，即 α-酮酸的氧化脱羧反应和磷酸戊糖途径的转酮醇基反应。前者是发生在线粒体中的生物氧化过程的关键环节，从葡萄糖、脂肪酸、支链氨基酸衍生来的丙酮酸和 α-酮戊二酸经氧化脱羧产生乙酰 CoA 和琥珀酰 CoA，进入柠檬酸循环彻底氧化。后者主要在细胞浆中通过转酮醇酶进行，可把来自 5-磷酸木酮糖的 α-酮基转移给 5-磷酸核糖，形成 7-磷酸景天庚酮糖和 3-磷酸甘油醛，此反应是可逆的。它虽然不是葡萄糖氧化供能的重要途径，却是核酸合成所需的戊糖，以及脂肪和类固醇合成所需 NADPH 的重要来源。由于乙酰 CoA 和琥珀酰 CoA 是三大营养素分解代谢的关键环节，同时又是它们合成代谢的连接点。因此，硫胺素严重缺乏可对机体造成广泛的损伤。

此外，硫胺素在维持神经、肌肉尤其是心肌的正常功能，以及在维持正常食欲、胃肠蠕动和消化液分泌方面起着重要的作用。近年来已经证实，硫胺素的此种功能属于非辅酶功能，可能与 TPP 直接激活神经细胞的氯通道，控制神经传导的启动有关。

（四）供给量与食物来源

硫胺素的需要量与能量摄入量有密切关系。推荐的膳食供给量为 0.5mg/4.18MJ（1000kcal），相当于可出现缺乏症的数量的 4 倍，这个数量足以使机体保持良好的健康状态。但是，能量摄入不足（如 2000kcal/d）的人，其硫胺素摄入量亦不应低于 1mg。硫胺素广泛存在各类食物中，其良好来源是动物的内脏（肝、肾、心）、瘦肉、全谷、豆类和硬果。目前，谷物仍为我国传统膳食中摄取硫胺素的主要来源。不过，过度碾磨的精白米、精白面会造成硫胺素大量丢失，这是一个值得注意的问题。

六、核黄素

（一）理化性质

核黄素又称维生素 B_2，是由核糖与异咯嗪组成的呈平面结构物质。精纯的核黄素为橙黄色针状结晶，味微苦。核黄素虽属水溶性，但在水中溶解度很低，在 27.5℃ 时，每 100ml 仅能溶解 12mg。在酸性溶液中对热稳定，在碱性环境中易于分解破坏。游离型核黄素对紫外光高度敏感，在酸性条件下可分解为光黄素，在碱性条件下分解为光黄素而丧失生物活性。

（二）吸收与转运

食物中核黄素绝大多数以辅基 FMN、FAD 形式存在，仅有少量以游离的核黄素和黄素酰肽类形式存在。食物中核黄素只有在肠道经酶水解后，从复合物中释放出来才能被吸收。核黄素的吸收为主动转运过程,需要 Na^+ 和 ATP 酶参与。胃酸和胆盐有助于其释放,故是有利吸收的因素。而抗酸制剂和乙醇妨碍食物中核黄素的释放。某些金属离子如 Zn^{2+}、Cu^{2+}、Fe^{2+} 等以及咖啡因和茶碱等能与核黄素或 FMN 形成络合物,影响其生物利用率。

核黄素在血液中主要靠与白蛋白的松散结合及与免疫球蛋白 IgG、IgM 和 IgA 的紧密结合完成其体内转运。近年来发现,在人和多种动物包括牛、鼠、猴妊娠期间的血清中存在一种特殊的核黄素结合蛋白,该种载体蛋白可能有利于将核黄素转运给胎儿,对胎儿的正常发育起重要作用。

(三)生理功能

核黄素为多种黄素酶类的辅酶,在体内催化广泛的氧化—还原反应。除在线粒体呼吸链能量产生中发挥极其重要的作用外,还参与线粒体外的氧化—还原反应。

近年来发现,核黄素具有抗氧化活性。核黄素缺乏时常伴有脂质过氧化作用增强,而补充适量则能抑制这个作用。业界普遍认为,这一现象与黄素酶—谷胱甘肽还原酶的活性有关。

(四)供给量与食物来源

核黄素推荐的膳食供给量为 0.5mg/1000kcal,孕妇每天在原基础上增加 0.3mg,乳母每天在原基础上增加 0.5mg。

核黄素是我国膳食容易缺乏的营养素之一。良好的食物来源主要是动物性食物,以肝、肾、心、蛋黄、乳类尤为丰富;植物性食物中则以绿叶蔬菜类如菠菜、韭菜、油菜及豆类含量较高;而谷类含量较低,尤其是研磨过精的粮谷核黄素含量极少。

七、烟　酸

(一)理化性质

烟酸又名尼克酸,是吡啶 3-羧酸及其衍生物的总称,包括烟酸和烟酰胺等。两者皆溶于水和乙醇,烟酰胺的溶解性明显好于烟酸,但它们都不溶于乙醚。烟酸对酸、碱、光、热稳定,一般烹调时损失极小。

(二)吸收与转运

烟酸和烟酰胺可在胃肠道迅速吸收,并在肠黏膜细胞内转化成辅酶形式 NAD 和 NADP。在低浓度时靠有 Na^+ 存在而易化扩散,高浓度时则被动扩散。在血液中的主要转运形式为烟酰胺。有报道说,肝中的 NADP 系由色氨酸合成而非来自食物烟酸。烟酸在肝内甲基化形成 N^1-甲基尼克酰胺(N^1-MN),并与 N^1-甲基-2 吡啶酮-5-甲酰胺(简称 2-吡啶酮)等代谢产物一起从尿中排出。

(三)生理功能

烟酸是一系列 NAD 和 NADP 为辅基的脱氢酶类必需的成分。作为氢的受体或供体,与其他酶一起参与细胞内生物氧化还原的全过程。而 NADP 在维生素 B_6、泛酸和生物素存在下参与脂肪、类固醇等生物合成。

烟酸辅因子 NAD 作为聚-ADP-核糖聚合酶的底物,为核蛋白合成提供 ADP-核糖。这种核蛋白的聚核糖基化作用可能有助于基因组的稳定。此外,烟酸还是葡萄糖耐量因子的重要成分,具有增强胰岛素效能的作用。

(四)供给量与食物来源

烟酸除了直接从食物中摄取外,在体内还可由色氨酸转化而来,平均约 60mg 色氨酸转化 1mg 烟酸。膳食为人体提供的烟酸以烟酸当量(NE)表示:烟酸 NE(mg) = 烟酸(mg) + 1/60

色氨酸(mg)。我国成人烟酸 RDA 是 5mg/1000kcal。

　　烟酸广泛存在于动植物性食物中,良好的来源为肝、肾、瘦肉、全谷、豆类等,乳类、绿叶蔬菜也含相当数量。不过有一些植物中的烟酸可能与大分子结合,而不能被哺乳动物吸收。典型的例子是玉米。玉米中的烟酸含量并不低,但是以玉米为主食的人群,易发生癞皮病,其原因是玉米中的烟酸主要为结合型,不能被人体吸收。一般色氨酸约占蛋白质总量的 1%,若膳食蛋白质达到或接近 100g/d,一般不会出现烟酸缺乏症。

八、维生素 B_6

(一)理化性质

　　维生素 B_6 包括吡哆醇、吡哆醛和吡哆胺,其基本化学结构为 3-甲基-3-羟基-5 甲基吡啶。它们易溶于水及酒精,对热的稳定性与介质的 pH 有关,在酸性溶液中稳定,而在碱性溶液中容易分解破坏。三种形式维生素 B_6 对光均较敏感,尤其在碱性环境中。

(二)吸收与转运

　　维生素 B_6 主要在空肠吸收。食物中维生素 B_6 多以 5′-磷酸盐的形式存在,必须经非特异性磷酸酶水解后才能被吸收。体内转运主要靠与血浆白蛋白结合。人体的总含量约为 $1000\mu mol$,在肝脏和肌肉中含量较高,肌肉中的维生素 B_6 占人体总量的 80% ~ 90%,血液中仅约有 $1\mu mol$。

　　在肝脏,维生素 B_6 的三种非磷酸化形式通过吡哆醇激酶转化为各自的磷酸化形式并参与多种酶的反应。维生素 B_6 在由 FAD 参与的氧化反应中不可逆地转化为 4-吡哆酸,最后随尿液排出。

(三)生理功能

　　维生素 B_6 主要以磷酸吡哆醛的形式参与近百种酶反应。多数与氨基代谢有关,包括转氨基、脱羧、侧链裂解、脱水及转硫化作用。这些生物化学功能,不仅在蛋白质合成与分解代谢上,而且在糖原异生、不饱和脂肪酸代谢、某些神经介质如 5-羟色胺、牛磺酸、多巴胺、去甲肾上腺素和 β-氨基丁酸的合成方面发挥重要作用。此外,在色氨酸转化为烟酸的过程中需要以磷酸吡哆醛为活性中心的犬尿氨酸酶,磷酸吡哆醛缺乏时该转化过程受阻,并可导致犬尿酸排出量增加。维生素 B_6 是参与一碳代谢的丝氨酸转羟甲基酶的辅酶,因而影响核酸和 DNA 的合成,亦影响同型半胱氨酸转化为蛋氨酸。

(四)供给量和食物来源

　　由于维生素 B_6 与氨基酸代谢关系甚为密切,因此膳食蛋白质摄入量的多少将直接影响维生素 B_6 的需要量。目前,美国关于维生素 B_6 的 RDA 基本上是依据 0.016mg/g 蛋白质制订的。妊娠期和哺乳期妇女应在原来基础上分别增加 0.6mg/d 和 0.5mg/d。

　　维生素 B_6 广泛存在各种食物中,植物性食物主要以吡哆醇、吡哆胺及其糖基化形式存在,而在动物性食物中则主要以吡哆醛及其磷酸化形式存在。维生素 B_6 的良好来源为肉类(尤其是肝脏),豆类中的黄豆、鹰嘴豆,硬果中的葵花籽、核桃等。

九、叶　酸

(一)理化性质

　　叶酸是含有蝶酰谷氨酸结构的一类化合物的通称,因最初从菠菜叶中分离出来而得名。叶酸为鲜黄色粉末状结晶,微溶于热水,不溶于乙醇、乙醚及其他有机溶剂;叶酸的钠盐易溶于水,但在水溶液中容易被分解破坏,产生蝶啶和氨基苯甲酰谷氨酸盐。在酸性溶液中对热不稳定,而在中性和碱性环境中却十分稳定,即使加热至100℃1小时也不被破坏。

（二）吸收及生物利用率

膳食中的叶酸需经小肠黏膜刷状缘上的蝶酰多谷氨酸水解酶作用,以单谷氨酸盐的形式在小肠吸收。肠道转运是一个载体介导的主动过程,并对pH要求严格,最适pH为5.0～6.0。以单谷氨酸盐形式大量摄入时则以简单扩散为主。叶酸的生物利用率在不同食物中相差甚远,例如莴苣仅为25%,而豆类高达96%。一般在40%～60%之间。这种差距可能与食物中叶酸存在的形式和PPH抑制因子存在与否有关。一般来说,还原型叶酸吸收率高,谷氨酸配基越多吸收率越低。酒精、抗癫痫药物可抑制PPH而影响叶酸的吸收。

人体内叶酸总量为5～6mg,约一半储存于肝脏,且80%以5-甲基四氢叶酸形式存在。成人叶酸丢失量平均为60μg/d,主要通过胆汁和尿液排出体外。

（三）生理功能

叶酸在体内的活性形式为四氢叶酸,作为一碳单位的载体在体内许多重要的生物合成中发挥重要功能。叶酸在嘌呤核苷酸、胸腺嘧啶和磷酸肌酸的合成,以及同型半胱氨酸转化为蛋氨酸的过程中作为一碳单位的供体。

（四）供给量和食物来源

2000年中国营养学会制定的中国居民膳食叶酸参考摄入量（RNI）,推荐14岁起至成年人摄入量为400μg/d。可耐受最高摄入量（UL）18岁以下者为800μg/d,大于18岁者为1000μg/d,孕妇为600μg/d,乳母为500μg/d。

叶酸广泛存在于动植物性食物中,肝、肾、绿叶及黄叶蔬菜、酵母等含量丰富,如肝含叶酸约300μg/100g。肉类、蛋、豆类、麦胚、谷类及水果等食物含叶酸均较多。食物经长时间储存及烹调可损失较多叶酸。以非配方奶人工喂养的婴儿须注意添加叶酸。

十、维生素C

（一）理化性质

维生素C又名抗坏血酸,为一种含6碳的α-酮基内酯的弱酸,带有明显的酸味。纯净的维生素C为白色结晶,相对分子质量为179.1,熔点190～192℃,极易溶于水,微溶于乙醇,不溶于非极性有机溶剂。维生素C的水溶液不稳定,在有氧存在或碱性环境中极易氧化,还原型维生素C被氧化成脱氢型维生素C。若进一步氧化或水解便丧失维生素C活性。铜、铁等金属离子可促进上述氧化反应过程。因此,有Cu^{2+}、Fe^{3+}存在时可加速维生素C的破坏。

（二）吸收、转运和代谢

维生素C在小肠被吸收。绝大多数在小肠远端依赖主动转运系统吸收,而由被动简单扩散吸收数量较少。当摄入量不足100mg时,吸收率为80%～90%,吸收率随摄入量的增加而降低。

血液中维生素C水平受肾清除率限制。肾小管对维生素C最大排出能力即肾阈值,为85μmol/L。因此,血浆中维生素C的最高浓度不会超过这个值。维生素C可以逆浓度梯度转运至许多组织细胞中,并在其中形成高浓度积累。不同的组织积累浓度相差甚大,以垂体、肾上腺等组织和血液中的白细胞和血小板维生素C浓度最高,为血浆维生素C的80倍以上。肝、肾、心肌、胰等组织含量也相当高。

维生素C在组织细胞中的积累至少有两种截然不同的机制,即还原型维生素C和脱氢型维生素 C 转运。前者依赖于维生素 C 的浓度、钠离子和能量,并呈现可饱和的动力学作用,是维生素 C 的主要转运形式,其转运速率至少比脱氢型维生素 C 高 10 倍。后者则通过一个或几个葡萄糖转运蛋白来实现,并在细胞内立即还原为维生素 C。

（三）生理功能

1. 抗氧化作用

维生素 C 在体内能进行可逆氧化,形成 L-维生素 C 阴离子、半脱氢维生素 C 或维生素 C 自由基以及脱氢维生素 C。维生素 C 的氧化还原特性决定了它是一种电子供体。维生素 C 的所有生理功能几乎都是与它的这一特性相关。

2. 羟化酶的辅因子或底物

维生素 C 是作为酶的辅因子或底物参与多种重要的生物合成过程,包括胶原蛋白、肉碱、某些神经介质和肽激素的合成以及酪氨酸代谢等,从而发挥重要的生理功能。目前已知至少有 8 种酶保持高度活性需要维生素 C。

3. 其他作用

维生素 C 作为抗氧化剂可清除自由基,在保护 DNA、蛋白质和膜结构免遭损伤方面起着重要作用。此外,在铁的吸收、转运和储备、叶酸转变为四氢叶酸,以及胆固醇转变为胆酸从而降低血胆固醇含量等方面发挥重要作用。

（四）供给量和食物来源

我国成人维生素 C 的 RNI 为 100mg。维生素 C 主要存在蔬菜和水果中,植物种子（粮谷、豆类）不含维生素 C,动物性食物除肝、肾、血外含量甚微。蔬菜中的柿子椒、番茄、菜花及各种深色叶菜类,水果中的柑橘、柠檬、青枣、山楂、猕猴桃等维生素 C 含量十分丰富。

维生素的 RNI 或 AI 见表 1-17。

表 1-17　维生素的 RNI 或 AI

年龄（岁）	V_A RNI (μgRE)	V_D RNI (μg)	V_E AI (mg) α-TE	V_{B_1} RNI (mg)	V_{B_2} RNI (mg)	V_{B_6} AI (mg)	$V_{B_{12}}$ AI (μg)	V_C RNI (mg)	泛酸 AI (mg)	叶酸 RNI (μgDFE)	烟酸 RNI (mgNE)	生物素 AI (μg)
0～		10	3	0.2(AI)	0.4(AI)	0.1	0.4	40	1.7	65(AI)	2(AI)	5
0.5～	400(AI)	10	3	0.3(AI)	0.5(AI)	0.3	0.5	50	1.8	80(AI)	3(AI)	6
1～	400(AI)	10	4	0.6	0.6	0.5	0.9	60	2.0	150	6	8
4～	500	10	5	0.7	0.7	0.6	1.2	70	3.0	200	7	12
7～	600	10	7	0.9	1.0	0.7	1.2	80	4.0	200	9	16
11～	700	5	10	1.2	1.2	0.9	1.8	90	5.0	300	12	20
	男　女			男　女	男　女						男　女	
14～	700	5	14	1.5　1.2	1.5　1.2	1.1	2.4	100	5.0	400	15　12	25
18～	800　700	5	14	1.4　1.3	1.4　1.2	1.2	2.4	100	5.0	400	14　13	30
50～	800　700	10	14	1.3		1.5	2.4	100	5.0	400	13	30
早期	800	5	14	1.5	1.7	1.9	2.6	100	6.0	600	15	30
中期	900	10	14	1.5	1.7	1.9	2.6	130	6.0	600	15	30
晚期	900	10	14	1.5	1.7	1.9	2.6	130	6.0	600	15	30
乳母	1200	10	14	1.8	1.7	1.9	2.8	130	7.0	500	18	35

第二章　各类食物的营养价值

食物种类繁多,在营养学上依其性质和来源,可大致归为三大类,即动物性原料,如畜、禽肉类,鱼、虾、奶、蛋及其制品等;植物性原料,如粮谷类、豆类、蔬菜、水果、薯类和硬果等;以天然食物制取的原料,如酒、糖、油、酱油和醋等。

各类食物的营养价值是指某种原料中所含的热能和营养素能满足人体需要的程度。各种食物由于所含的营养素和热能满足人体营养需要的程度不同,营养价值有高低之分。理想的高营养价值原料除含有人体必需的热能和营养素以外,还要求各种营养素的种类、数量、组成比例都符合人体的需要,并且易被消化、吸收。

用上述标准去衡量烹饪原料和天然存在的食物,除了母乳对于出生 4~5 个月以内的婴儿来说是比较全面的食物以外,目前还没有发现任何一种食物能达到这一要求。从实际情况看,天然食物中所含的营养素,其分布与含量都不是十分均衡,而是各具特色,营养价值的高低也是相对的,即使是同一种原料,由于不同的品系、产地、种植条件、使用肥料、收获时间、储存条件以及不同的烹饪加工方法等,都会影响到食物中营养素的组成与含量。

值得注意的是,食物除营养作用外,还含有一些非营养物质,它们有些可以防病治病,如大蒜中的大蒜素、香菇中的香菇多糖、十字花科蔬菜中的二硫酚硫铜、木耳中的酸性多糖等,可提高机体的免疫功能,降低血脂和血压,具有抗癌和抑癌作用;有些能改善食物的感观性状,促进人体的食欲和消化吸收,如动物性原料中的含氮浸出物,蔬菜和水果中的色素、有机酸等,能增加食物的色、香、味、形,保持食物的特殊风味,并可提高食物中营养物质的吸收率和利用率;有些会影响身体健康甚至导致疾病,如大豆中的抗胰蛋白酶和血球凝集素、生蛋清中的抗生物素蛋白、杏仁中的杏仁甙、柿子中的柿胶酚等,若食用不当,可引起食物中毒、溶血性贫血、消化不良、柿结石等疾病。

第一节　各类食物营养价值的评定和意义

一、各类食物营养价值的评定

各类食物营养价值的评定,主要从营养素的种类和含量、营养素的质量两个方面着手进行测算评价。

1. 营养素的种类和含量

各类食物中营养素的种类和含量,是评价其营养价值的前提。对每一种烹饪原料的营养素种类和含量进行分析测定,是一项巨大的基础性科研工作。几十年来,我国的科学工作者为此做了大量的工作,出版了 4 个版本的《食物成分表》,这是评定各类食物营养价值的十分重要的工具书,可用于配膳时查阅、计算。

2.营养素的质量

决定各类食物营养价值的因素,不仅有各类食物中营养素的种类和数量,还应考虑其营养素的质量。影响各类食物营养素质量的因素很多,大致有几个方面:

(1)营养素的消化率。如在评价钙的营养价值时,不仅应考虑其含量,还应考虑食物中草酸、膳食纤维等一些影响其消化吸收的因素。

(2)营养素的利用率。如评价各类食物中的蛋白质营养价值时,除须考虑含量外,还要考虑必需氨基酸的组成比例等影响其利用的因素。

(3)营养素在加工储存中的变化。烹饪原料在加工储存过程中会产生一些变化,有些变化可以改善原料的品质与口感,如山芋在储存的过程中,部分淀粉由于酶的作用,转化为单糖或双糖,使山芋的口感更好,也有利于人体的消化吸收;有些原料中的营养素特别是维生素由于化学性质不稳定,会使其氧化分解,造成营养素的丢失。这些均会给食物的营养价值带来相当大的影响。

目前,营养学上常以营养质量指数(INQ)为指标,来评定原料的营养价值。所谓 INQ 即营养密度与热能密度相适应的程度。营养密度是指满足机体某种营养素需要的程度,热能密度是指满足机体热能需要的程度,其两者的比值即 INQ。INQ≥1 为营养价值比较高,INQ≤1 为营养价值比较低。

$$INQ = \frac{某营养素密度}{热能密度} = \frac{某营养素含量/该营养素供给量标准}{所产生的热能/热能的供给量标准}$$

现以 100g 鸡蛋为例,根据《食物成分表》中鸡蛋的营养素含量,并按成年男性轻体力劳动者营养素供给量标准,计算出 100g 鸡蛋中主要营养素的 INQ 值,见表 2-1。

表 2-1　100g 鸡蛋中几种主要营养素的 INQ 值

项　目	热能	视黄醇	核黄素	蛋白质	铁	硫胺素	钙	尼克酸	抗坏血酸
	(kJ)	(mg)	(mg)	(g)	(mg)	(mg)	(mg)	(mg)	(mg)
含　量	710.6	432	0.31	14.7	2.7	0.16	55	0.1	…
供给量标准	10868	800	1.30	80.0	15.0	1.3	800	13	60
占标准(%)	6.54	54.0	23.85	18.4	18.0	12.3	6.88	0.77	0
INQ		8.26	3.65	2.81	2.75	1.88	1.05	0.12	0

从表 2-1 中可见,鸡蛋的几种主要营养素,除尼克酸、钙和维生素 C 以外,INQ 值均大于1,说明鸡蛋是一种高营养价值的食物。

INQ 的主要优点是可以对各类食物营养价值的优劣一目了然,是一种评价膳食营养价值、指导消费、科学配膳和评价食品强化是否合理的简明实用指标。

二、评价各类食物营养价值的意义

评价各类食物营养价值的意义在于以下几方面:

(1)全面了解各类食物中营养素的组成与含量的特点,以便于最大限度地利用食物资源,开发利用新的食物资源。

(2)了解各类食物在收获、加工、储存等过程中可能存在的影响原料营养价值的因素,以便于在烹饪过程中对食物进行质量控制,提高食物的营养价值。

(3)了解各类食物中非营养物质的种类和特点,以便趋利避害,有的放矢,充分发挥其潜能。

(4)指导科学配膳,使各类食物的选择与搭配更加合理。

第二节　谷类原料的营养价值

谷类是人类长时间驯化了的草本植物的种子,包括小麦、稻谷、高粱、玉米、大麦、燕麦、小米、青稞、荞麦等。它们大多可加工并制成各种食品,是人类膳食中的主要食品之一。在我国人们的膳食中,60%～70%的热能,50%左右的蛋白质、B族维生素和矿物质是由谷类提供的,其中小麦和大米是我国大部分地区人们的主食。

谷类由于种类、品种、地区、生长条件以及气候、施肥和加工方法的不同,其营养素含量有一定的差别。

一、谷类的结构和营养分布

谷类的结构因品种不同而有一定的差异,但基本结构大致相似。以小麦和稻谷为例,由谷皮、胚乳和胚芽3部分组成,在谷皮与胚芽之间有一层由厚壁方形细胞组成的糊粉层,胚芽与胚乳交接处有一吸收层。

谷皮为谷类的外壳,占谷粒质量的13%～15%,主要成分为纤维素、半纤维素和木质素,并含有少量的蛋白质、脂肪和B族维生素。

糊粉层中含有一定量的维生素、无机盐,但在加工过程中多被丢弃。

胚乳是粮谷的主要部分,占谷粒重量的83.5%,含有大量的淀粉、比较多的蛋白质以及较少量的其他营养素。蛋白质主要分布在胚乳的外周部分,越到谷粒的中心蛋白质的含量越少。

胚芽只占谷粒质量的2%～3%,含有丰富的脂肪、蛋白质、无机盐和一些维生素。

谷粒不同部位营养素的分布见表2-2。

表 2-2　谷粒不同部位营养素的分布

单位:质量分数(%)

部　位	蛋白质	硫胺素	核黄素	尼克酸	泛　酸	吡哆醇
谷　皮	19	33	42	86	50	73
胚　乳	70～75	3.0	32	12	43	4
胚　芽	8	64	26	2	7	21

二、谷类的营养价值

1. 蛋白质

谷类蛋白质的含量一般在8%～15%,以燕麦最多,为15.6%,小麦约为10%,大米和玉米约为8%。根据其溶解性的不同,谷类的蛋白质可分为4种,即谷蛋白、醇溶蛋白、白蛋白和球蛋白。

禾谷类种子中的蛋白质主要为醇溶蛋白和谷蛋白。其中以稻米中的谷蛋白和玉米中的醇溶蛋白最为突出。小麦中的醇溶蛋白和谷蛋白几乎相等,它能形成面筋。

醇溶蛋白和谷蛋白中含有大量的谷氨酸,脯氨酸和亮氨酸也比较多,但赖氨酸很少;谷蛋白中赖氨酸的含量稍高于醇溶蛋白;而玉米醇溶蛋白中缺乏赖氨酸与色氨酸最为突出。

麦胚和米胚中的蛋白质主要是球蛋白,也有一定量的清蛋白,而无醇溶蛋白和谷蛋白,但含有比较丰富的赖氨酸,所以,胚芽的蛋白质营养价值比较高,但由于在加工的过程中大多被除去,因而加工的成品粮中赖氨酸的含量很低。谷类蛋白质的含量和营养价值虽然不高,但作为主食,在蛋白质的供给量上有着非常重要的意义。

部分谷类食品中的必需氨基酸组成情况见表 2-3。

表 2-3 部分谷类食品中的必需氨基酸组成

单位:mg/g

氨基酸	糙米	白米	整小麦	白面粉	全玉米	高质量蛋白质模式
组胺酸	26	25	19	20	27	17
异亮氨酸	40	46	32	46	38	42
亮氨酸	68	89	58	77	133	70
赖氨酸	40	39	25	22	27	51
蛋氨酸和胱氨酸	36	40	33	33	41	26
苯丙氨酸和酪氨酸	91	87	68	89	92	73
苏氨酸	41	36	26	29	37	35
色氨酸	13	13	11	12	9	11
缬氨酸	57	63	38	43	46	48

2. 碳水化合物

谷类中含碳水化合物约 70% 左右,其中含量最多的是淀粉,约占 90%,主要集中在胚乳内,糊粉层深入胚乳细胞间也有少量的淀粉。其他部分一般不含淀粉。禾谷类淀粉中含有两种形式的淀粉,即直链淀粉与支链淀粉。直链淀粉溶于水,能被 β-淀粉酶水解,支链淀粉则相反,只有 54% 被 β-淀粉酶水解,故难以消化,一般谷类中支链淀粉约占 20%～25%,糯米中的淀粉 90% 以上是支链淀粉。除含有淀粉外,谷类有约 10% 的碳水化合物为糊精、戊聚糖、葡萄糖和果糖、膳食纤维等。谷类淀粉是人类最理想、最经济的热能来源。

3. 脂类

脂类在谷类中的含量不高,只占 1%～2%,但玉米和小米可达 4%,荞麦高达 7%。谷类的脂类主要分布在糊粉层和胚芽,以甘油三酯为主,另含有少量的植物固醇和卵磷脂。小麦和玉米胚芽中的甘油三酯以不饱和脂肪酸为主,可达 80% 以上,其中亚油酸占 60%,具有比较高的营养价值。精米、白面中含脂类很少。

4. 无机盐

谷类中无机盐的含量约在 1.5%～3%,其中含有丰富的磷,此外钙、铁、锌、镁、铜、钼等微量元素的含量也比较高。谷类中无机盐的分布与膳食纤维的分布相平行,主要存在于谷皮与糊粉层,因而在加工的过程中大多被丢失。另外,粮谷类含有一定量的植酸,可与无机盐形成不溶性的植酸盐,很难被人体消化吸收,因而,粮谷类无机盐的营养价值比较低。

5. 维生素

谷类是膳食中 B 族维生素特别是硫胺素、尼克酸的重要来源(见表 2-4)。它们集中分布在谷类的糊粉层和胚芽部分,因而加工的方法与程度可影响谷类原料中维生素的含量。谷类食品不含维生素 A、D、C。黄色玉米和小米中还含有一些胡萝卜素。小麦胚芽中含有比较多的维生素 E,是提取维生素 E 的良好原料,具有比较高的营养和经济价值。值得注意的是,玉米中的尼克酸主要为结合型,必须加工处理转化为游离型才能被人体吸收利用。

表 2-4　常见粮食中维生素的含量

单位:mg/100g

品　　　种	硫胺素	核黄素	尼克酸	胡萝卜素
标准大米	0.19	0.06	1.6	0
特一大米	0.15	0.05	1.3	0
标准面粉	0.46	0.06	2.5	0
富强粉	0.24	0.07	2.0	0
精白粉	0.06	0.07	1.1	0
玉米粉(黄)	0.31	0.1	2.0	0.13
玉米粉(白)	0.21	0.07	1.9	0
小　　米	0.57	0.12	1.6	0.19

6. 常见品种及药用

粳米　味甘、性平,有健脾养胃、止渴除烦、固肠止泻之功,可治肠胃不和、小便不畅、烦渴等症。

糯米　味甘、性温,有暖脾胃、补中益气、浓缩小便之功,可治胃寒痛、消渴、尿频、夜尿多等症。

紫黑米　富含钙、铁,有补血、健脾、理中及治疗神经衰弱等作用。

小麦　小麦胚芽具有增强细胞活力,改善人脑细胞功能,增强记忆,抗衰老以及预防心血管疾病等作用;小麦麸含有丰富的粗纤维、维生素和矿物质,常作为食品添加剂,以此来预防癌症、心血管疾病等;小麦颗粒上浮在水面的瘪粒称浮小麦,其味甘咸,性凉,能治自汗盗汗、虚劳潮热等。

大麦　味甘咸、性微寒,能解热消渴,益气调中,凉血化积,壮力养血。经加工炒制的大麦芽可消食,宽中下气,对消化不良、饱闷腹胀有明显疗效;此外,将大麦芽炒焦,制成清凉饮料,可清暑祛湿,解渴生津。

燕麦　味甘、性平,能止虚汗。用燕麦 5~10g 水煎服,可治自汗盗汗。

荞麦　味甘、性微寒,有宽胸、下气、消积通便等作用。

小米　味甘、性微寒,有清热解渴、健胃除湿及和胃安眠等功效。对因胃不和而引起的失眠有明显疗效。

玉米　味甘、性平,可利尿、利胆、止血、降血压。玉米须与咖啡碱并用,可增强利尿作用;玉米须的浸出液可明显降低血压;玉米根和玉米芯用水煎服,可治疗因尿路结石、膀胱炎和尿道炎等引起的尿急、尿频和尿道灼痛等。

高粱　味甘涩、性温,有和胃健脾等作用。用高粱、葱加盐少许煮粥食用,有补中益气的功效。

三、加工对谷类营养价值的影响

谷类加工,对谷类原料的营养价值有一定的影响。稻谷经碾磨加工后,磨去的部分称为米糠,约为重量的 8%~10%,主要包括谷皮、糊粉层和大部分米胚,余下的部分称为白米,约占总重量的 90%～92%。谷粒所含的维生素、无机盐以及含赖氨酸比较高的蛋白质都集中在谷粒的周围部分和胚芽中。因此，稻谷的碾磨程度越高，大米的淀粉含量越高，粗纤维的含量越低，口感越好，越易消化，但其他营养素例如蛋白质、脂肪、维生素等损失也越多。

与此类似，在生产面粉时出粉率越高，面粉的化学组成越接近全麦粒；出粉率越低，则面粉的化学组成越接近纯胚乳。小麦加工中，随着出粉率的降低，谷胚、谷皮连同胚乳周围的糊粉层和吸收层大部分转入副产品中，使赖氨酸、B 族维生素和一些无机盐遭受严重损失。见表2-5。

表 2-5　不同出米(粉)率的大米和面粉的营养素组成

单位:质量分数(%)

营养素	大米出米率(%)			面粉出粉率(%)		
	92	94	96	72	80	85
水　分	15.5	15.5	15.5	14.5	14.5	14.5
粗蛋白	6.2	6.6	6.9	8～3	9～4	9～4
粗脂肪	0.8	1.1	1.5	0.8～0.5	1.0～0.6	1.5～0.0
无机盐	0.6	0.8	1.0	0.3～0.6	0.6～0.8	0.7～0.9
纤维素	0.3	0.4	0.6	微量～0.2	0.2～0.35	0.4～0.9

从表 2-5 中可以看出加工的程度对谷类原料营养价值的影响。加工程度越高，营养素的损失，特别是 B 族维生素的损失越多。但谷类原料加工的目的主要是为了改善谷类的感官性状，有利于谷类的消化吸收。粮食的加工过于粗糙，虽然营养素的丢失比较少，但口感差，特别是膳食纤维和植酸的含量比较高，不但影响谷类本身各种营养素的消化吸收，还影响其他同时摄入食物中的营养素的消化吸收，尤其不适于老年人和消化器官发育不全的儿童、幼儿食用。

根据上述原因，我国于 1953 年制定了粮食加工标准并予以实施，其中标准米为"九五米"，标准面为"八五面"，它们的特点是保留了部分糊粉层和胚芽中的维生素和无机盐，缺点是感官性状比较差，营养素的消化吸收率比较低。近年由于我国的粮食生产形势比较好，人均占有的粮食水平逐年提高，因而粮食的加工精度也越来越高。为弥补精白米、精白面在加工过程中营养素丢失过多的缺陷，目前常采用强化和改进粮食加工工艺等办法来进行弥补。

第三节　豆类及豆制品的营养价值

豆类包括大豆和其他豆类，为人类的重要食物之一。大豆单位重量所提供的热能虽然与粮谷类相近似，但其提供的蛋白质、脂类、无机盐和维生素等要比粮谷类高得多。20 世纪 60年代以来，发达国家为解决营养素过剩问题，发展中国家为改善膳食蛋白质的营养状况，均致力于大豆的生产和豆制品的开发、利用。

一、大豆的营养价值

大豆主要包括黄豆、青豆、黑豆等。大豆中含有丰富的蛋白质、脂类，并含比较多的无机盐和 B 族维生素。

1. 蛋白质

大豆的蛋白质含量平均为 30%～40%，高于牛肉等动物性原料，是一般粮谷类的 3～5

倍。大豆蛋白质中 8 种必需氨基酸的组成与比例,与理想蛋白质模式相比,除蛋氨酸含量稍低(第一限制氨基酸)外,其余都十分相近,基本符合人体的需要,是最好的植物性优质蛋白质来源,并因其丰富的赖氨酸含量,成为粮谷类蛋白质互补的理想食物。

大豆蛋白消化率因烹调加工方式不同而有明显的差别,煮整粒大豆时为 65%,加工成豆浆后为 85%,豆腐的蛋白质消化率为 92%～96%,这与大豆加工过程中一些抗营养因子的去除有一定的关系。

大豆蛋白质的氨基酸组成见表 2-6。

表 2-6　大豆必需氨基酸组成　　　　　　　　　　　单位:mg/g

氨基酸	大豆	高质量蛋白质模式
组胺酸	28	17
异亮氨酸	50	42
亮氨酸	85	70
赖氨酸	70	51
蛋氨酸和胱氨酸	28	26
苯丙氨酸和酪氨酸	88	73
苏氨酸	42	35
色氨酸	14	11
缬氨酸	53	48

2. 脂类

大豆脂类的含量为 15%～20%,其中约 85% 为不饱和脂肪酸,饱和脂肪酸约占 15%,脂肪酸中亚油酸约占 55%。此外,约有 21% 的油酸、9% 的棕榈酸、6% 的硬脂酸及少量的其他脂肪酸。大豆中约有 1.5% 的磷脂,主要为大豆磷脂,含量高于鸡蛋。

3. 碳水化合物

大豆中的碳水化合物含量不高,只占 20%～30%,其中一半为淀粉、阿拉伯糖、半乳聚糖、蔗糖等;另一半则为棉籽糖、水苏糖等,它们存在于大豆细胞壁中,不能被人体消化吸收,在肠道中经细菌作用可发酵产生二氧化碳和氨,引起腹部胀气,因而在计算大豆的碳水化合物的含量时,应折半计算。

4. 无机盐与维生素

大豆含有丰富的磷、铁、钙、硒,明显多于谷类食物,但由于膳食纤维等抗营养因子的存在,钙与铁的消化吸收率并不高。大豆中硫胺素、核黄素和尼克酸等 B 族维生素的含量比谷类高数倍,并含有一定量的胡萝卜素和维生素 E。

二、其他豆类的营养价值

其他豆类主要包括豌豆、蚕豆、绿豆、赤小豆、芸豆、刀豆等,其营养素的组成和含量与大豆有很大的区别。碳水化合物含量比较高,约为 50%～60%;蛋白质的含量低于大豆,但高于粮谷类,约为 25%;脂类的含量比较低,约为 1%。我国上述豆类的种植范围比较广,品种比较多,是一类重要的食物。下面介绍常见的几种。

1. 豌豆

豌豆中蛋白质含量约为 20%～25%,以球蛋白为主,氨基酸组成中色氨酸的含量较多,蛋氨酸为其限制氨基酸;脂类含量低,只有 1% 左右;碳水化合物的含量约为 57%～60%,B 族维生素的含量比较丰富,钙、铁的含量也比较多,但其消化吸收率并不高。未成熟的豌豆含有一定量的蔗糖,因而有一定的甜味,并含有一定量的维生素 C。

2．赤小豆

赤小豆中蛋白质含量约为 19%～23%,以球蛋白为主,胱氨酸与蛋氨酸为其限制氨基酸;脂类含量也远远低于大豆,约为 1%～2%;碳水化合物的含量约为 55%～60%,其中一半为淀粉,其余为戊糖、蔗糖、糊精等;磷、铁、B 族维生素的含量与豌豆相似。

3．绿豆

绿豆的营养素组成和含量与赤小豆相似,但绿豆中的淀粉主要为戊聚糖、糊精和半纤维素,用它制成的粉丝韧性特别强,久煮不烂,因而常用于粉丝的制作。

三、大豆中的抗营养因子

大豆中存在一些抗营养因子,影响人体对大豆中各种营养素的消化与吸收,因而,大豆不作加工而整粒食用时,不但蛋白质的营养价值很低,其他的营养素例如钙、碳水化合物的消化吸收率也很低。下面介绍大豆中几种主要的抗营养因子。

1．蛋白酶抑制剂

大豆及其他豆类中都含有蛋白酶抑制剂,包括能抑制胰蛋白酶、糜蛋白酶、胃蛋白酶的物质,存在最为广泛的是胰蛋白酶抑制剂,或称为胰蛋白酶因子,对人体胰蛋白酶具有一定的抑制作用,影响人和动物对蛋白质的消化与吸收,从而对动物,特别是幼小动物的生长不利。但抗胰蛋白酶因子不耐热,加热易失活。

2．植物红细胞凝集素

它是一种能凝结人和动物血液的蛋白质,也是影响动物生长的因子,加热易被破坏。

3．植酸

植酸能与锌、钙、镁、铁等元素螯合,影响它们的消化吸收。研究表明,在 pH 为 4.4～5.5时,大豆中的植酸可溶解 35%～75%,但蛋白质很少溶解。因此,在控制 pH 的条件下,可制得含植酸很少的蛋白质。大豆发芽时,植酸酶的活性增强,分解植酸可提高大豆中钙、铁、锌等无机盐与微量元素的利用率。

4．寡聚糖、水苏糖与棉籽糖

此类物质不能被人体消化,但能被肠道微生物发酵产气,称为肠道胀气因子,主要存在于烘炒过的大豆中;豆腐在加工的过程中,胀气因子基本上被消除;腐乳中的胀气因子可被根酶分解。

5．皂苷及其他苷类

大豆中约含有皂苷及其他苷类 1%～3%。皂苷曾被认为是一种对人体有害的物质,但对它的进一步研究后认为,它对人体具有降低血脂和胆固醇的作用。

6．膳食纤维

大豆中还含有一定量的膳食纤维,存在于大豆的外皮,不能被人体消化吸收。

四、豆制品的营养价值

大豆经多种加工手段或工序,可以制成多种多样的大豆制品。不同的加工过程和多道工序,或多或少地减少了大豆中的抗营养因子,使大豆中各种营养素的消化率和利用率得到很大的提高。下面介绍几种常见的大豆制品。

1. 豆腐

豆腐是我国人民发明并喜爱的一种豆制品,在东南亚、日本、朝鲜等国家和地区也广为流传,目前由于其在营养价值上的独特优势,正风靡欧美,成为防治营养素过剩性疾病的有效食品之一。

豆腐根据其原料的不同有南豆腐与北豆腐两种。南豆腐的原料为大豆,制成的成品含水量约为 90%,质地细嫩,蛋白质含量在 4.7%~7% 不等,脂肪含量一般在 1% 左右,另外还含有一些碳水化合物。北豆腐的原料一般用提取脂肪后的大豆,制成的豆腐含水量不高,约为 85% 左右,蛋白质含量增加,一般在 7%~10%,脂肪的含量明显低于南豆腐,不到 1%,质地比南豆腐硬。

豆腐在加工的过程中除去了大量的膳食纤维、抗胰蛋白酶因子等抗营养素因子,各种营养素的利用率都有所提高,以蛋白质为例,整粒大豆蛋白质的消化率为 65% 左右,加工为豆腐后,蛋白质的消化率提高至 92%~96%。此外,钙、铁、锌等无机盐与微量元素的消化率也有所提高。

2. 豆浆

豆浆含蛋白质约为 2.5%~5%,主要与原料使用的量和加水量有关;脂肪含量不高,约为 0.5%~2.5%;碳水化合物的含量在 1.5%~3.7%。豆浆的这种营养素种类与含量比较适合于老年人及高血脂的患者饮用,因为豆浆中的脂肪含量低,可以避免牛奶中高含量的饱和脂肪酸对老年人及心血管系统疾病患者的不利影响。

3. 豆腐干

与豆腐相比,豆腐干中水分的含量明显降低,只有 65%~78%,因而各种营养素的含量都有所增加;千张又称百叶,水分含量更低,蛋白质的含量可达到 20%~35%,其他各种营养素的含量也都有不同程度的增加。

4. 发酵豆制品

包括豆豉、豆瓣酱、豆腐乳、臭豆腐等。大豆经过发酵后,蛋白质部分分解,较易消化吸收,同时某些微生物在发酵过程中可以合成一些营养素,特别是核黄素。

5. 豆芽

大豆与绿豆都可以制作豆芽。豆芽除含有豆类的营养素外,其显著的特点是豆类在发芽的过程中能产生维生素 C,虽然其含量受发芽情况的影响而有很大的不同,但在一些特殊气候与环境条件下,却是一种良好的维生素 C 的来源。

第四节 蔬菜、水果的营养价值

蔬菜和水果是人们日常生活中的重要食物,它们在营养素的组成与含量上有一定的共性,都含有较多的水分,蛋白质、脂肪的含量很低,含有一定量的碳水化合物,是维生素 C、胡萝卜素、维生素 B_2、钙、铁和膳食纤维的重要来源,同时因含有大量的钾、钠、钙、镁等元素,是人类碱性食物的重要来源。蔬菜与水果还含有一些非营养物质,例如一些色素、有机酸、芳香物质等,赋予蔬菜与水果良好的感官性质,对增强食欲、促进消化与吸收有着重要的作用。

一、蔬菜的营养价值

蔬菜的品种很多,按其食用的部位可分为叶菜类、根茎类、荚豆类、瓜茄类、菌藻类等。各个品种间的营养素组成和营养价值有比较大的差别。

1. 碳水化合物

蔬菜中所含的碳水化合物包括淀粉、糖、纤维素和果胶。根茎类蔬菜中含有比较多的淀粉,例如土豆、山药、藕、红薯等,碳水化合物的含量可达到 10%～25%,而一般蔬菜中淀粉的含量只有 2%～3%;一些有甜味的蔬菜含有少量的糖,例如胡萝卜、番茄等。

蔬菜是人体膳食纤维(纤维素、半纤维素、果胶)的重要来源。叶菜类和茎菜类的蔬菜中含有比较多的纤维素与半纤维素,南瓜、胡萝卜、番茄等则含有一定量的果胶。

2. 无机盐与微量元素

蔬菜中含有一定量的无机盐和微量元素,特别是钠、钾、钙、镁、磷等,不但可以补充人体的需要,对机体的酸碱平衡也起着重要作用。其中含钙比较多的蔬菜主要有豇豆、菠菜、油菜、小白菜、雪里蕻、苋菜、芫荽、马铃薯、荠菜、芹菜、韭菜、嫩豌豆等;含钠比较多的蔬菜主要有芹菜、马兰头、榨菜、茼蒿等;含钾比较多的蔬菜主要有鲜豆类蔬菜、辣椒、榨菜、蘑菇、香菇等。

蔬菜中还含有一定量的微量元素,主要有铁、铜、锌、碘、钼等。其中含铁量比较高的蔬菜主要有荠菜、芹菜、芫荽、荸荠、小白菜等绿叶蔬菜;含铜比较多的蔬菜有芋头、菠菜、茄子、茴香、荠菜、葱、大白菜;含锌相对比较多的蔬菜有大白菜、萝卜、茄子、南瓜、马铃薯等。

值得注意的是,由于大多数蔬菜中含有很高的草酸及膳食纤维,影响了无机盐和微量元素的消化吸收,营养价值不高。草酸含量高的蔬菜主要有菠菜、空心菜、苋菜、茭白、鲜竹笋、洋葱等。

3. 维生素

蔬菜中含有丰富的维生素,其中最重要的是维生素 C、胡萝卜素等。维生素 A 和维生素 D 在蔬菜中的含量不高。

维生素 C 主要分布在代谢旺盛的叶、花、茎等组织器官中,与叶绿素的分布相平行,即绿色越深其维生素 C 的含量越丰富。青椒(青椒维生素 C 含量为 144mg/100g,柿子椒为 72mg/100g)、菜花(61mg/100g)以及叶菜类如雪里蕻(52mg/100g)、油菜(36mg/100g)等含量较高。与叶菜类相比,大多数瓜茄类(如黄瓜、番茄)和根茎类蔬菜中的维生素 C 含量并不高,但由于它们可以生食,不会因烹饪过程而破坏维生素 C,因而其利用率比较高。

胡萝卜素与蔬菜中其他色素共存,凡绿色、红色、橙色、紫色蔬菜中都含有胡萝卜素,深色的叶菜类中胡萝卜素的含量尤其高,如韭菜、油菜、芹菜叶、萝卜缨、菠菜、苋菜、莴笋叶等,每100g 蔬菜中含量可高达 2mg 以上,其他含量较高的蔬菜有胡萝卜、南瓜、金针菜等。

蔬菜中含有黄酮类物质,其中生物类黄酮属于类维生素物质,与维生素 C 有相类似的作用,并具有抗氧化作用,能保护蔬菜中的维生素 C 免受破坏。其在青椒、甘蓝、大蒜、洋葱、番茄中的含量丰富。

4. 蛋白质及脂肪

蔬菜中蛋白质的含量很低,约为 1%～3%,蛋白质中赖氨酸、蛋氨酸含量低,其组成不符合人体的需要。大多数蔬菜不含或仅含有微量的脂肪。

5. 芳香物质及色素

蔬菜中含有多种芳香物质,其油状挥发性化合物称为精油,主要成分为醇、酯、醛、酮、烃等,有些芳香物质是以糖或氨基酸状态存在的,需要经过酶的作用分解成精油(如蒜油)。芳香物质赋予食物香味,能刺激食欲,有利于人体的消化吸收。

蔬菜中含有多种色素,例如胡萝卜素、叶绿素、花青素、番茄红素等,使得蔬菜的色泽五彩缤纷,既有助于烹饪配菜,更有助于增强食欲。

由于蔬菜是人类膳食中的重要食物,因此蔬菜的品种选择适当与否,直接关系到日常膳食中营养素的数量和质量。蔬菜营养分类见表 2-7。

由表中可见,甲类蔬菜代表了蔬菜类食物的营养品质,因此叶菜类、野菜类等应在一天的膳食中占有一定比例,最好能达到蔬菜摄入量的 50%。

表 2-7 蔬菜的营养品种分类

分 类		特 点	包括品种
甲类蔬菜		富含胡萝卜素、维生素 C、维生素 B_2、膳食纤维,易腐烂损耗,宜现供、现炒、现吃	所有绿叶蔬菜、野菜及无毒的植物绿叶
乙类蔬菜	1 号	富含维生素 B_2	所有鲜豆和黄豆芽
	2 号	富含胡萝卜素与维生素 C,或胡萝卜素	胡萝卜、青葱、辣椒、红薯、番茄、南瓜及黄红色根茎瓜茄类
	3 号	富含维生素 C	非绿叶菜如包心菜、大白菜、花菜、萝卜等
丙类蔬菜		含维生素不多,但富含能量,便于存放	土豆、蘑菇、山药
丁类蔬菜		含维生素 A 及能量均少	除上述蔬菜以外的瓜茄及根茎类

6. 常见品种及药用

(1)根茎类

马铃薯 味甘,性平,有和胃、调中、健脾、益气等功效,可用于消化不良、食欲不振、便秘等症状。

胡萝卜 味甘,性平,有补中下气、利胸膈、调肠胃、安五脏等功效;由于其中一些非营养物质存在,可用于降血压、抗癌、强心、抗炎症及抗过敏等。

萝卜 味甘辛,性平微凉,有健胃、消食、止咳化痰、顺气利尿、消热解毒等功效;萝卜种子称莱菔子,能消食化痰、解毒散瘀、利尿止渴,可用于治疗消化不良、胃酸胀满、咳嗽痰多、胸闷气喘等症;此外,萝卜中所含的酶类可消除亚硝胺对细胞的致癌作用,所含的木质素可提高体内巨噬细胞的吞噬杀灭能力,因此是一种具有抗癌作用的食物。

竹笋 味甘淡,性微寒,有清热、利尿、活血、祛风等功效,可用于热咳痰多、风寒感冒、久痢、脱肛、麻疹不透等症。用鲜竹笋煎汤服用,还可醒酒。

生姜 味辛,性温,有解表、散寒、温胃、解毒等功效,可用于风寒感冒、咳嗽多痰、胃寒呕吐等症。生姜中所含的姜辣素对心脏和血管有刺激作用,能使血管扩张,血流增加,全身产生温热,同时使汗毛孔张开,排出汗液,带走多余的热量,促使毒素外排,故生姜有解毒作用。姜辣素还可刺激味觉神经和胃黏膜,反射性地使消化道充血,肠蠕动增加,消化液分泌增多,提高小肠的吸收功能,故有健胃、止呕、促进消化的作用。生姜还有抗氧化作用。在烹饪肉类食物时加些生姜,能减缓食品的变质和酸败。人体摄入后,可抑制脂质过氧化作用,从而具有抗衰延寿作用。

藕　莲藕全身都可作药用。生藕味甘,性寒,有凉血散瘀、止渴除烦等功效。熟藕性变温,可安神益胃,有养胃滋阴功能。藕节止血功能较强,常用于治疗吐血、咳血、尿血、便血、鼻衄及子宫出血等症。莲子味甘涩,性平,有补脾止泻、清心、养神、益肾作用,常用于治疗心悸失眠、男子遗精滑精、妇女月经过多、白带过多及脾胃虚弱的泄泻等症。莲子心有清热、固精、安神的功效,可治疗高热烦躁、神志不清、梦遗滑精等症,还可用于高血压有烦热症状者,具有降血压作用。

大蒜　味辛辣,性温,有健胃、止痢、杀菌、止咳等功效。可用于治疗消化不良、腹泻、痢疾、呕血、高血压等症。现代研究证实,大蒜素对葡萄球菌、痢疾杆菌、霍乱弧菌、大肠杆菌、伤寒杆菌、炭疽杆菌、霉菌等致病菌都有较强的杀灭作用。若把大蒜放在口中嚼食3~5分钟,可杀灭口腔中的全部细菌。此外,大蒜还可促进胃酸分泌,降低血脂含量,延长凝血时间,因此可用于胃酸减少或缺乏、冠心病、高血压、动脉硬化等症的治疗。近来研究发现,大蒜可阻断亚硝胺在体内的合成,因此具有防癌作用。

洋葱　味甘微辛,性温,有平肝、润肠等作用,可用于防治高血压、便秘等症。洋葱还有降血脂作用,并能延长凝血时间,故可预防冠心病和动脉硬化症。

(2)叶菜类

白菜　味甘,性温,有通利肠胃、宽胸除烦、消食下气等功用,可用于治疗咳嗽、便秘等症。多食白菜,对预防痔疮及结肠癌有益。

甘蓝　味甘,性平,有补骨髓、润五脏六腑、益心力、壮筋骨等功效。新鲜菜汁对胃和十二指肠溃疡有止痛及促进愈合作用。

菠菜　味甘,性凉滑,有健脾和中、润肠通便、止渴、解酒等功效,可用于治疗肺结核、高血压、糖尿病、贫血、夜盲症、便秘等,并能促进胰腺分泌,帮助消化。

芹菜　味甘苦,性凉,有平肝清热、祛风利湿、醒脑健神、润肺止咳等功效,可用于高血压、血管硬化、神经衰弱、月经不调等症。现代研究发现,芹菜含有降低毛细血管通透性的物质。

韭菜　熟食性温,生食性热。其叶和根具有兴奋、散瘀、活血、止血、止泻、补中、助阳、通络等功效。适用于跌打损伤、呃逆反胃、胸痛、肠炎等症。

葱　味辛,性温,有解毒通阳等功效,可用于风寒感冒、发热头痛、腰痛以及泻痢等症。因葱能刺激汗腺,故发汗作用较强。葱中含有葱素,有杀菌作用。在呼吸道传染病流行时,吃生葱可预防。近来还发现,葱含有增加纤维蛋白溶解活性和降低血脂的作用,对心血管疾病有一定疗效。

(3)瓜茄类

冬瓜　味甘淡,性凉,有清热、利水、化痰等功效,并能降因脾胃火盛引起的贪食,因而有减肥作用。冬瓜皮可消水肿、利小便,可用于各种水肿。现代研究发现,冬瓜中的钠含量很低,故对动脉硬化症、冠心病、高血压、肾炎、水肿等疾病有良好的治疗作用。冬瓜子中含尿酶、腺碱、葫芦巴碱等,可清肺热、排脓、化痰、利湿,适用于治疗慢性气管炎、肺脓肿等。

黄瓜　味甘,性凉,有清热、利水、解毒等功效,可用于治疗热病烦渴、咽喉肿痛、目赤吐泻等症。现代研究认为,黄瓜含有柔软的细纤维,有促进肠道中的腐败物质排泄和降低胆固醇的作用,鲜黄瓜中含丙醇二酸,可抑制糖转化成脂肪,对减肥有益。

苦瓜　味苦,性寒,有消暑、明目、止渴、解毒等功效。可用于中暑发热、牙痛、肠炎、疖肿等疾病。近年研究发现,苦瓜中可能含有抗癌和降糖物质,苦瓜子含苦瓜素、脂肪酸、蛋白质等,有益气壮阳等功效。

茄子　味甘,性寒,有散血瘀、消肿止疼、治疗寒热、祛风通络、止血等功效。近来研究发现,茄子所含的维生素PP,具有降低毛细血管脆性、防止出血、降低血中胆固醇浓度和降压作用。高血压、动脉硬化症、咯血、紫斑症及坏血病患者吃茄子有辅助治疗作用。

番茄　味酸,微甘,性平,有生津止渴、健脾开胃、消炎等功效,适用于治疗食欲不振、热病、伤暑、口渴等症。番茄中还含有番茄素,对多种细菌和真菌有抑制作用。此外,还含有维生素PP,对防治高血压有益。

辣椒　味辛,性热,可温中散寒、健胃。因其含有辣椒碱,可刺激唾液及胃液的分泌从而增进食欲;外用能使皮肤局部血管扩张,促进血液循环,对风湿及冻伤有一定治疗作用。野外作业及低洼潮湿地区工作的人经常吃些辣椒,对防治风湿性关节炎及冻伤有益。

(4)花菜类

金针菜　味甘,性凉,有养血、平肝、利水、消肿、镇静、安脑等功效,可用于治疗头晕耳鸣、咽痛、心悸、吐血、衄血、便血、乳疮、水肿等症。

(5)菌藻类

蘑菇　味甘,性凉,有益胃气、悦神、化痰、止吐泻等功效。现代研究发现,蘑菇具有抗菌作用,能抑制葡萄球菌、伤寒杆菌及大肠杆菌的生长。从人工栽培的鲜蘑菇中提取的多糖,对白细胞减少症和传染性肝炎有明显疗效。近来还发现,蘑菇中的核糖核酸可刺激人体产生干扰素,对病毒增殖有抑制作用。此外,蘑菇中还含有抗癌物质,对防治癌肿有效。

香菇　味甘,性平,有益气补虚、健胃、透疹等功效,可用于食欲不振、吐泻乏力、小便淋浊、痘疹不出等症。近来研究发现,香菇中的多糖有较强的抗肿瘤作用,所含的香菇嘌呤和香菇干粉可抑制体内胆固醇的形成与吸收,促进胆固醇的分解与排泄,从而防止血脂升高。香菇中的麦角甾醇在阳光照射下可转化为维生素D,能防治佝偻病。

银耳　味甘淡,性平,具有滋阴润肺、益气和血等功效,常用于痨咳、肺痿、咯血、痰中带血、崩漏、便秘等症。现代研究发现,银耳可明显增强机体免疫机能和骨髓造血功能,促进蛋白质和核酸的合成,可用于防治高血压、血管硬化、白细胞减少症和肿瘤等。

木耳　味甘,性平,有益气、凉血、止血等功效,可用于治疗咯血、吐血、衄血、血痢、崩漏等症。近来研究证明,木耳有抗血小板聚集和降低血凝作用,可减少血液凝块,防止血栓形成,有助于防治动脉硬化症。

海带　味甘咸,性寒滑,有消瘿瘤、化痰、散结、治痈肿瘰疬和利尿等功效,可用于治疗淋巴结肿、慢性气管炎、水肿等症。因含碘丰富,临床上常用来治疗甲状腺肿。现代研究发现,海带中含有褐藻酸钠盐,有预防白血病和骨瘤的作用,并可用于动脉出血止血;口服可减少放射性元素锶在肠道的吸收;此外,还可降低血压。海带中所含的甘露醇对治疗急性肾功能衰竭、脑水肿、急性青光眼等有效。

紫菜　味甘咸,性寒,有清热利尿、化痰软坚等功效,可用于治疗水肿、甲状腺肿、夜盲症等。现代研究发现,紫菜可治疗贫血、头皮生屑、瘙痒、龋齿等,对降低血中胆固醇也有明显作用。

二、水果的营养价值

水果的营养价值与蔬菜有许多相似之处,但也有一些特点。

1. 碳水化合物

水果中的碳水化合物以糖、淀粉为主，纤维素和果胶的含量也很高。但水果的品种很多，不同品种的水果中碳水化合物的种类和含量有一定的区别。

苹果、梨等仁果类水果的碳水化合物以果糖为主，因而口感比较甜；浆果类水果如葡萄、草莓、猕猴桃等以葡萄糖和果糖为主；桃、杏等核果类水果以及柑橘类水果，蔗糖的含量比较高。由于单糖和双糖的甜味不同，因而水果中单糖和双糖的含量和比例直接影响水果的甜度以及风味，使水果各具特色。

未成熟的水果中含有一定量的淀粉，随着水果的成熟，淀粉逐步转化为单糖或双糖。例如，香蕉未成熟时淀粉的含量为 26%，成熟的香蕉淀粉含量只有 1%，而糖的含量则从 1% 上升到 20%。

水果中的膳食纤维主要以果胶类物质为主，由原果胶、果胶和果酸组成。山楂、苹果、柑橘含果胶类物质比较多，具有很强的凝胶性，加适量的糖和酸就可以加工制成果冻和果浆、果酱产品。

2. 维生素、无机盐

水果中含有丰富的维生素，特别是维生素 C，在鲜枣中的含量特别高，可达到 $300\sim600mg/100g$；其他水果如山楂、柑橘含量也比较高，可分别达到 $90mg/100g$、$40mg/100g$。但苹果、梨、桃、李、杏等仁果类水果中维生素 C 的含量并不高，一般不超过 $5mg/100g$。水果特别是枣类中含有比较多的生物类黄酮，对维生素 C 具有保护作用，这也是枣类中维生素 C 含量高的一个重要因素。

一些黄色的水果中含有一定量的胡萝卜素，例如芒果、杏、枇杷中胡萝卜素的含量分别为 $3.8mg/100g$、$1.3mg/100g$、$1.5mg/100g$。

此外，水果中也含有丰富的无机盐，特别是钙、钾、钠、镁、铜等，属于理想的碱性食物。

3. 色素与有机酸

水果中富含色素，赋予水果各种不同的颜色，如花青素使水果呈紫红色，胡萝卜素使水果呈黄色。

水果中富含有机酸，主要有苹果酸、柠檬酸、酒石酸等，此外还含有微量的琥珀酸、苯甲酸、醋酸等。柑橘类、浆果类水果中柠檬酸的含量最多，常常与苹果酸共存；仁果类水果中苹果酸的含量最高；葡萄中含有酒石酸；而琥珀酸、延胡索酸有明显的涩味，主要存在于未成熟的水果中，特别是葡萄、柿子、香蕉。由于有机酸的存在，水果多具有酸味，具有增进食欲的作用，还能保护维生素 C。

4. 野果的营养价值

我国蕴藏着十分丰富的野果资源。野果中含有相当丰富的维生素 C、有机酸与生物类黄酮等。下面介绍几种重要的野果：

沙棘　又名醋柳，果实含油脂 6.8%，种子含脂肪 12%，同时含有比较多的维生素 C，约 $1000\sim2000mg/100g$，胡萝卜素和维生素 E 的含量也比较高。

金樱子　又名野蔷薇果，盛产于山区，含维生素 C $1500\sim3700mg/100g$。

猕猴桃　每 100g 含维生素 C 达 $700\sim1300mg$，最高可达 2000mg，并含有生物类黄酮和其他未知的还原物质。

刺梨　盛产于西南诸省，每 100g 含有维生素 C $2500\sim3000mg$，比柑橘高 $50\sim100$ 倍，生物类黄酮的含量也很高，可达到 $600\sim1200mg/100g$。

番石榴　也含有丰富的维生素 C,同时还含有胡萝卜素和维生素 B$_2$。

5.常见品种及药用

葡萄　味甘,性平,有利筋骨、治痿痹、益气补血、除烦解渴、健胃利尿等功效。常食能使人健壮、耐风寒、利小便。葡萄或葡萄汁还具有杀灭病毒及抗衰老作用。

柑橘　果肉味甘酸,性凉,有开胃理气、止渴润肺等功效。果皮的中药名为陈皮、青皮,味辛苦,性温,有理气调中、燥湿化痰等功效。其中含有挥发油的成分为柠檬萜、橙皮甙、脂肪酸,具有抑制葡萄球菌生长、升高血压、兴奋心肌、抑制胃肠蠕动等功能,对低血压、心肌梗死、脂肪肝有明显疗效。橙皮甙还有类似维生素 PP 的作用,可降低毛细血管的脆性,减少微血管出血。橙类和柑类的药效作用与橘类相似。

苹果　味甘、酸,性平,有生津和脾、解暑除烦、涩肠止泻等功效,可用于消化不良、轻度腹泻、便秘等症。现代研究发现,苹果中的果胶能降低血中胆固醇含量,并能与致癌污染物结合,促使其排出体外,故有预防冠心病和癌肿等作用。此外,常食苹果或饮苹果汁,对高血压患者有益。

梨　味甘、微酸,性寒,有润肺凉心、消痰、止咳、降火、清心等功效,可用于咳嗽痰喘、口渴失音、小儿风热、眼赤肿痛、喉痛、反胃等症。饭后吃梨能促进胃酸分泌,帮助消化和增进食欲。常食熟梨,对增加津液、滋养咽喉有益。

桃　味甘、酸,性微温,有生津、润肠、活血、消积等功效。桃仁味苦、甘,性平、润,有破血去瘀、润燥滑肠之功,对呼吸器官有镇静作用,能止咳、平喘。桃仁提取物有抗血凝作用,可用于血管栓塞引起的半身不遂。

柿　味甘、涩,性寒,有清热去烦、止渴生津、润肺化痰、健脾、治痢止血等功能。同时还能降血压,缓和痔疮肿痛,可用于治疗痔疮出血、大便干结、慢性支气管炎、干咳喉痛、高血压等症。用柿叶泡开水当茶饮,能促进机体代谢、稳定和降低血压、增加冠状动脉血流量,对患高血压病者有益。

枣　味甘,性温,有补中益气、养血安神、生津液、解药毒等功效,可用于脾胃虚弱、食欲不振、大便稀烂、疲乏无力、气血不足、津液亏损、心悸失眠等症。现代研究发现,枣可促进蛋白质的合成,增强机体抵抗力,还有益于保肝、镇静、降压、抗过敏和抑制癌细胞的增殖,有抗癌、抗菌、镇咳的作用。此外,枣对单纯性和过敏性紫癜、血小板减少有明显疗效。酸枣仁中含有植物甾醇和皂甙,有明显的镇静作用。

桂圆　味甘,性温,有养血安神、补益心脾等功效,可用于虚劳羸瘦、慢性出血、失眠健忘、气血不足、心悸等症。

香蕉　味甘,性寒,有止渴、润肺肠、通血脉、填精髓等功效,适用于便秘、烦渴、发热、肿毒等症。现代研究发现,香蕉中含有抑癌、抗癌物质,经常食用对预防癌症有益。

三、蔬菜和水果中的抗营养因子

蔬菜和水果中含有一些抗营养因子,它们不仅会影响蔬菜和水果中本身营养素的消化吸收,也会干扰同时摄入的其他食物中营养素的消化吸收,当含量比较高时还可能产生食物中毒现象。

蔬菜、水果中的抗营养因子主要有以下几种。

1.毒蛋白

毒蛋白中含量比较高的是植物红细胞凝集素,主要存在于扁豆等荚豆类蔬菜中。它是一种糖蛋白,对人和动物的毒性作用主要是影响肠道吸收维生素、无机盐及其他营养素。在常压下蒸汽处理 1 小时,就可被灭活。在豆类和马铃薯中还含有一类毒蛋白,具有蛋白酶抑制作用,存在的范围广,能抑制胰蛋白酶的活性,影响人体对蛋白质的消化吸收;菜豆和芋头中还含有淀粉酶的抑制剂,因此,应禁忌食用未熟透的豆类和薯芋类食物。

2. 毒苷类物质

蔬菜水果中含有一些毒苷类物质。氰苷类存在于很多可食的植物中,特别是在豆类、仁果类水果的果仁、木薯的块根中含量比较高。在酸或酶的作用下,氰苷类可水解产生氰氢酸,它对细胞色素具有强烈的抑制作用,具有比较大的危害性。

3. 硫苷——致甲状腺肿原

甘蓝、萝卜、芥菜等十字花科蔬菜及洋葱、大蒜等蔬菜中都含有辛辣类物质,其主要成分是硫苷类化合物。过多地摄入硫苷类化合物,有致甲状腺肿的生物学作用,其作用机制是妨碍碘的吸收,但加热可使其破坏。

4. 皂苷

皂苷又称皂素,能与水生成溶胶溶液,搅动时会像肥皂一样产生泡沫。皂苷有溶血作用,主要有大豆皂苷和茄碱两种,前者无明显毒性,后者则有剧毒。茄碱主要存在于茄子、马铃薯等茄属植物中,分布在表皮,虽然含量并不是很高,但多食以后会引起喉部、口腔瘙痒和灼热感。需要注意的是,茄碱即使煮熟也不会被破坏。

5. 草酸

草酸几乎存在于一切植物中,但有些植物中含量比较高,例如菠菜中草酸的含量为0.3%~1.2%,食用大黄中草酸的含量为 0.2%~1.3%,甜菜中的含量为 0.3%~0.9%。有些蔬菜,例如莴苣、芹菜、甘蓝、花椰菜、萝卜、胡萝卜、马铃薯、豌豆等草酸的含量只有上述蔬菜中草酸含量的 10%~20%。草酸对食物中各种无机盐,特别是钙、铁、锌等的消化和吸收有明显的抑制作用。

6. 亚硝酸盐

一些蔬菜中的硝酸盐含量比较高,施用硝态化肥会使蔬菜中的硝酸盐含量增加,蔬菜在腐烂时也极易形成亚硝酸盐,而新鲜蔬菜若存放在潮湿和温度过高的地方也容易产生亚硝酸盐,腌菜时放盐过少、腌制时间过短都有可能产生亚硝酸盐。亚硝酸盐食用过多会引起急性食物中毒,产生肠原性青紫症;长期少量摄入也会对人体产生慢性毒性作用,特别是亚硝酸盐在人体内与胺结合,产生亚硝胺时,有致癌作用。

7. 生物碱

鲜黄花菜中含有秋水仙碱。秋水仙碱本是无毒的,但经肠道吸收后在体内氧化成二秋水仙碱,就能产生很大的毒性作用。秋水仙碱可溶解于水,因而通过焯水、蒸煮等过程会减少其在蔬菜中的含量,减少对人体的毒性。

第五节　畜禽肉及鱼类的营养价值

一、畜类原料的营养价值

畜类原料主要指猪、牛、羊等的肌肉、内脏及其制品,它们是人类高质量蛋白质、某些矿物质,特别是铁和 B 族维生素、维生素 A 的最好来源;且消化吸收率高,饱腹作用强,可加工烹调成各种美味佳肴。

畜类的肌肉与内脏的营养素在组成与含量上有一定的区别,因而营养价值也有所不同。

1. 蛋白质

畜类的肌肉和部分内脏组织如肝脏、肾脏、心脏等含有丰富的蛋白质,含量可达到 10% ~ 20%。肌肉组织中的蛋白质主要有肌球蛋白、肌红蛋白和球蛋白等,属于完全蛋白质。生物学价值在 80 左右,氨基酸评分在 90 以上。存在于结缔组织中的间质蛋白如胶原蛋白、弹性蛋白,由于必需氨基酸的组成不符合人体的需要,色氨酸、酪氨酸、蛋氨酸的含量比较低,属于不完全蛋白质。

畜类原料蛋白质的含量见表 2-8。

表 2-8　不同品种及部位的畜类原料蛋白质的含量

单位:g/100g

品　　种	蛋白质	脂　肪	品　　种	蛋白质	脂　肪
牛肉(瘦)	22.0	2.1	猪肉(五花)	7.7	35.3
羊肉(后腿)	15.5	4.0	猪　肚	12.2	2.9
猪前蹄	15.1	31.5	兔　肉	22.0	2.5
猪　脑	10.3	9.5	猪肉(里脊)	17.8	7.6
驴肉(瘦)	20.0	4.8	猪　肝	20.6	4.2
羊肉(瘦)	23.6	5.1	猪大肠	50.3	17.6

2. 脂类

畜类原料脂类的含量因动物的品种、年龄、肥瘦的程度和部位而有很大的差异。可以在 10% ~ 90%,平均在 10% ~ 30%。

畜类原料的中性脂肪以饱和脂肪酸为主,其必需脂肪酸含量较少,主要为硬脂酸、软脂酸和油酸,熔点比较高,因而在一般温度条件下为固体状态。羊肉中含有的辛酸、壬酸等中链饱和脂肪酸,是羊肉具有特殊膻味的原因。

内脏中含有比较丰富的胆固醇,特别是大脑组织中,每 100g 脑组织中胆固醇的含量可达到 2000 ~ 3000mg;每 100g 肝脏中胆固醇含量可达 350 ~ 400mg;瘦肉中胆固醇的含量只有 70mg 左右;肥肉中胆固醇的含量略高,约为 100mg。

3. 维生素

畜类原料的肝脏是多种维生素的丰富来源,每 100g 肝脏中含有维生素 A、维生素 D0.19mg、维生素 B_1、维生素 $B_2$1.36mg、尼克酸 16.3mg。畜肉中的维生素含量与肝脏相比并不高,但含有一定量的 B 族维生素。

4. 无机盐

畜类原料的肝脏、肾脏、血液中含有丰富的血红素铁,红色肌肉中铁的含量也比较高,见表 2-9。人体对这类铁的消化吸收率高,一般不受膳食中其他因素的影响。钙主要集中在骨骼组织中,肌肉组织中钙的含量并不高。一些微量元素的含量与动物饲料中的含量有一定的关系,但总的来说,含有比较丰富的锌、硒、硫等微量元素。

表 2-9　猪的不同脏器中铁的含量

单位:mg/100g

名　称	含　量	名　称	含　量
肥猪肉	1.1	猪　血	7.6
瘦猪肉	2.3	猪　肾	5.6
猪蹄筋	1.1	猪　肝	31.1
猪　舌	7.7	猪　脑	2.0
猪　心	4.4		

5. 碳水化合物

畜类原料缺乏碳水化合物,只有很少量的糖原以肝糖原和肌糖原的形式存在于肝脏和肌肉组织中,但由于宰杀的原因,至摄入时含量极低。

6. 含氮浸出物

在畜类原料中含有一些含氮浸出物,是使肉汤具有鲜味的主要成分,这些含氮浸出物主要包括肌肽、肌酸、肌酐、氨基酸、嘌呤化合物等,成年动物中含氮浸出物的含量高于幼年动物。

7. 常见品种及药用

猪肉　味甘咸,性平,有滋阴补肌、润肠养胃等功效,适合于体弱、营养不良、阴亏以及口渴、便秘、干咳和腰酸者食用。

牛肉　味甘,性平,有补中益气、健脾开胃、强壮筋骨等功效。由于牛肉所含脂肪比猪肉低,所以较适合血脂偏高的人群食用。

羊肉　味甘,性热,有补精血、益虚劳等功效,适合于体虚、多汗、慢性肾性浮肿、腹冷带下、血压偏低、心率过缓等症状的人群食用。

二、禽类原料的营养价值

禽类原料包括家禽和野禽的肌肉、内脏及其制品,主要有鸡、鸭、鹅、鹌鹑等。其营养素价值与畜类有一定的相似之处,但仍存在差别。

1. 蛋白质

禽类肌肉的蛋白质含量比畜类略高,可达到 20% 以上,属于完全蛋白质,氨基酸评分可达到 95 以上,生物学价值在 90 左右。禽类的肌肉组织中结缔组织的含量相对于畜类来说比较少,因而肉质细嫩,易被人体消化吸收。

2. 脂类

禽类的脂肪含量低于畜类,且因品种、养殖方法的不同而有很大的差异。一般来说,野生禽的脂肪含量低于家禽,鹌鹑脂肪含量比较低,鸡肉的脂肪含量低于鸭、鹅的脂肪含量。一些特殊养殖方法饲养的家禽,脂肪含量明显增高,例如填鸭的脂肪含量可达到 41.3%,而普通家鸭脂肪含量一般在 15% 左右。

禽类的中性脂肪熔点与畜类相比较低,约为 33～44℃,易被人体消化吸收,并含有 20% 左右的亚油酸,营养价值比较高。

禽类内脏中的胆固醇含量也比较高,特别是在脑组织中。

3. 维生素

禽类的维生素含量比较高,维生素 A 和维生素 D 集中在肝脏,约高于畜类肝脏的 1～6

倍;在禽类的肌肉中还含有维生素 E,因而其抗氧化酸败的作用比畜类要好,在 -18℃的冷藏条件下,禽类可保存一年也不出现腐败变质的现象。

此外,禽类富含维生素 B_{12}、B_6 和相当数量的其他 B 族维生素。

4.无机盐

禽类原料是磷、铁、铜、锌的良好来源。与畜类原料一样,禽类动物的肝脏和血液中含有易被人体消化、吸收的有机铁。钙主要分布在骨骼组织中。

5.碳水化合物

禽类是一种缺乏碳水化合物的原料。

6.含氮浸出物

禽肉中含有的含氮浸出物与畜类原料相比更多,因而禽肉炖出的汤更鲜;老禽肉比小禽肉的含氮浸出物含量高;野禽肉的含氮浸出物更高,因而有时反而会产生一种强烈的刺激味,失去了鲜美的滋味。

7.常见品种及药用

鸡肉　味甘,性温,大补,有益五脏、补虚损、健脾胃、强筋骨、活血调经等作用,适用于老年体弱、久病体虚、产后亏损、肺结核、阳痿等症。鸡肝可治贫血和维生素 A 缺乏症。鸡心有清热、解毒功效,可治百日咳。鸡肫皮中药名"鸡内金",可治消化不良、口疮等症。

鸭肉　味甘咸,性微寒,油脂大寒,有滋阴补肾,化痰利水、除痨止咳等功效。适用于体虚有热者食用,低烧、虚弱、食少、便干及水肿者常食有益。

鹅肉　味甘,性平,有补虚益气、暖胃生津等功用,经常感觉口干、口渴、五心烦热、月经量多、黄带黏稠、小便灼热者食之有益。但鹅肉滞腻不易消化,不可多食。鹅血味咸、性平,可用于解毒。鹅胆味苦,性寒,可清热、止咳、消痔疮。

三、鱼类原料的营养价值

鱼类原料的种类繁多,根据其来源又可分为淡水和海水类两种。其营养价值与畜类、禽类比较接近,但由于品种很多,以及年龄、大小、生长环境、捕捞时间、取样部位等不同,因而其不同种类的营养价值存在一定的差异,表现出不同的特点。

1.蛋白质

鱼的肌肉组织蛋白质含量比较高,可达到 15%～20%,且因其纤维细短,间质蛋白含量少,水分含量高,因而比畜、禽类肌肉更容易消化、吸收。鱼类肌肉蛋白质属完全蛋白质,利用率可达 85%～95%。但鱼类的一些制品,例如鱼翅,虽然蛋白质的含量也很高,但主要以结缔组织蛋白为主,如胶原蛋白和弹性蛋白,这两种蛋白质中氨基酸的组成不符合人体的需要,缺乏色氨酸,属不完全蛋白质。

2.脂类

鱼类的脂肪含量各不相同,可在 0.5%～11%,一般在 3%～5%,银鱼、鳕鱼的脂肪含量只有 1%左右,而河鳗的脂肪含量高达 28.4%。鱼类的脂肪呈不均匀分布,主要存在于皮下和脏器的周围,肌肉组织中含量很少。

鱼类的脂肪多呈液态,熔点比较低,消化吸收率比较高,可达 95%,其中不饱和脂肪酸占 70%～80%。特别在海产鱼中,不饱和脂肪酸的含量高,用海产鱼油来防治动脉粥样硬化,具有明显的效果。但也因为鱼油中脂肪酸可含有 1～6 个不饱和双键,很容易氧化酸败。

鱼类的胆固醇含量不高,每 100g 鱼肉中含有胆固醇 60～114mg;但鱼子中胆固醇含量较高,每 100g 鱼子约含 354～934mg。

虾类的脂肪含量很低,蟹类的脂肪主要存在于蟹黄中,虾和蟹肉中胆固醇含量也不高,但每 100g 虾子中胆固醇含量可高达 940mg;每 100g 蟹黄中胆固醇含量也高达 466mg。

3. 无机盐

鱼类无机盐的含量比较高,可达到 1%～2%,磷的含量最高,约占无机盐总量的 40%;此外,钙、钠、氯、钾、镁等含量也比较高;很多海产品中还含有碘、锌等丰富的微量元素,如有的海鱼中碘的含量可达到 $500～1000\mu g/100g$(而淡水鱼的碘含量只有 $50～400\mu g/100g$);每 1kg 牡蛎含锌高达 1280mg,是锌很好的食物来源。钙在小虾皮中的含量特别高,可达到 2%。

4. 维生素

鱼类是 B 族维生素的良好来源,维生素 A、D、K 也很丰富,海产鱼的肝脏维生素 A 和维生素 D 的含量特别高,因而常作为生产药用鱼肝油的来源。但有些鱼体内含有硫胺素酶,鲜鱼如果不及时加工处理,鱼肉中的硫胺素则被分解破坏。

5. 含氮浸出物

鱼类的含氮浸出物比较多,约占鱼体重量的 2%～3%,主要包括三甲胺、次黄嘌呤核苷酸、游离氨基酸和尿素等。氧化三甲胺是鱼类鲜味的重要物质,三甲胺则是鱼腥味的重要物质,还有一些有机酸常常与磷结合成磷酸肌酸,此物略带苦味。

6. 常见品种及药用

墨鱼(乌贼) 其墨汁为止血良药,可治疗各种出血。乌贼骨中药称"海螵蛸",内服可治胃溃疡、胃酸过多和消化不良;外用可治疗创伤出血和下肢溃疡等。

鲤鱼　味甘,性平,可利水、消肿、下气、通乳。可治疗水肿、脚气、黄疸、咳嗽气逆、乳汁不通等症。

鲫鱼　味甘,性平,可健脾利湿。用于治疗脾胃虚弱、食少无力等症。

鲢鱼　味甘,性温,可温中益气,能暖胃、补气、泽肤。

鳝鱼　味甘,性温,可补虚损、强筋骨、除风湿。

甲鱼　味咸,性平,自古被视为滋补佳品,其肉有滋肝肾之阴、清虚热等功用;其血可治口歪、脱肛等症;其甲(鳖甲)味咸,性寒,为滋阴清虚热良药。现代研究发现,鳖甲有抑制肝脾内结缔组织增生,提高血浆蛋白水平的功效,可用来治疗肝脾肿大、慢性肝炎及肝硬化导致的血浆蛋白异常。鳖甲煎炼成的胶称"鳖甲胶",能滋阴补血、清热、消瘀,适用于肾亏、体虚、遗精等症。

蟹　味咸,性寒,有散结化瘀、通经脉、退诸热等功效,可用于跌打损伤、骨折筋断、淤血肿疼、胎盘残留和临产阵缩无力等症。

虾　味甘,性温,有补阳、壮阳、益肾强精、透痘疮、通乳汁等功效,为强壮补精良药。虾肉与韭菜同炒,肾亏、阳衰、腰痛、乏力者食后有明显效果。虾壳有镇静作用,虾皮含有较多的碘和钙,对老年人有补益作用。

第六节　乳类及乳制品的营养价值

乳类指动物的乳汁,包括牛乳、羊乳、马乳等,不包括人乳。乳类是一种营养价值很高的天然食品,不仅能充分保证出生婴儿的生长发育,而且是老、幼、病、弱者的滋补品。牛奶是人类最普遍食用的乳类,与母乳相比,牛乳的蛋白质含量高,但乳糖的含量低于母乳,因此用牛乳喂养婴儿时,必须经过适当调配,使其成分接近母乳。

一、乳类的营养价值

乳类的营养素组成与含量受动物品种、饲养方法、季节变化、挤奶时间等因素影响而有一定的区别。波动比较大的首先是脂肪,其次是蛋白质,乳糖的变化比较少,维生素也有一定的波动。

鲜奶中水的含量为 87%～89%,干燥物为 11%～13%。其中蛋白质占 3%～4%,脂肪 3%～5%,乳糖 4.5%～5%,无机盐 0.6%～0.75%,还含有少量的维生素。

1. 蛋白质

以牛乳为例,蛋白质的含量平均为 3.5%,比人乳高约 3 倍(人乳为 1.25%),而且消化吸收率高达 87%～89%,生物学价值可达到 89.9±4.0,必需氨基酸含量及构成比例与鸡蛋相近,利用率高,是一种优质蛋白质。

牛奶中蛋白质以酪蛋白为主,占 86%,这是一种含磷的复合蛋白质,而硫氨基酸含量略显不足,故生物学价值低于乳清蛋白;此外,牛奶中还含有 11% 的白蛋白、3% 的球蛋白等。其蛋白质组成与人乳蛋白质不同,不完全适合婴儿的生长发育,可利用乳清蛋白改变其构成比,调制成近似母乳的婴儿食品。

2. 脂类

牛奶中脂类含量与母乳近似,约为 3.5%～4.2%,其中 95%～96% 为甘油三酯,脂肪酸及其衍生物种类可达到 500 余种,但人体必需的脂肪酸含量并不高,只占 3% 左右。由于奶中低熔点的脂肪酸占 33%,故奶油的熔点为 28.4～33.3℃,脂肪颗粒多为直径 1～10μm 的微粒,其表面有一层蛋白质被膜,呈高度分散的稳定状态,因而奶油的消化率为 97%。人乳中因为本身含有消化酶,其脂肪的消化率接近 100%。

3. 碳水化合物

乳类的碳水化合物 99% 为乳糖,含量约为 4.6%～5.1%,较人乳(7.0%～7.86%)低。乳糖的甜度仅为蔗糖的 1/5～1/6,因而乳汁的甜味并不高。乳糖有调节胃酸、促进胃肠蠕动、有利于钙的消化吸收和消化液分泌的作用,并促进肠道中乳酸杆菌的生长和繁殖,抑制腐败菌的生长,改变肠道菌群,有利于人体的肠道健康。但牛奶和其他动物乳汁中都缺乏乳酸杆菌生长因子,其含量仅为人乳的 1/50～1/60,从这一点来讲,人乳的营养价值要高于动物乳。

人与动物在出生时体内均含有比较多的乳糖酶,但随着年龄的增长,此酶的含量逐渐减少,特别是一部分人成年以后不吃或很少饮用乳类,体内的乳糖酶很少甚至缺乏。这部分人在偶尔饮用牛奶后,由于乳糖不能被分解,而产生腹痛、腹泻等症状,称为乳糖不耐症。如果牛奶在加工过程中经过适当处理,预先将乳糖分解,就可以预防乳糖不耐症的发生,并提高乳糖的消化吸收率。

4. 无机盐

乳类含有无机盐 0.7%～0.75%,其中钙、磷、钾尤其丰富。1L 牛奶中含钙 1g,因其以酪蛋白钙的形式存在,并在氨基酸、乳糖、维生素 D 等的作用下,易被人体消化吸收,是人体钙的最好食物来源,对改善我国人民钙的缺乏状况有着非常重要的意义。

乳类中铁的含量不高,而且消化吸收率也比较低,1L 牛奶中铁的含量只有 2～3mg,仅为人乳中铁的含量的 1/3,不能满足人体需要。

乳类中碱性物质多于酸性物质,属碱性食品,有助于维持体内酸碱平衡。此外,乳类中还含有多种微量元素,如铜、锌、碘等。

5. 维生素

乳类中几乎含有人体需要的各种维生素,其含量与饲料的种类、饲养的方法、日照的时间、乳类加工储存的方法等因素有关。如圈养的奶牛由于以干饲料为主,其乳汁中视黄醇和胡萝卜素的含量每 100ml 分别为 0.113mg 和 0.089mg;而放牧饲养的乳牛,其乳汁中视黄醇和胡萝卜素的含量分别为 0.315mg 和 0.237mg。再如,夏季牛奶中维生素 D 的含量远远高于冬季;维生素 C 的含量虽然不高,但也有这样的变化规律。乳类还含有其他的一些维生素,例如核黄素、生物素、硫胺素等。

各种动物的乳汁都是为其后代的生长提供的,因而其营养素的含量有着非常大的差别(见表 2-10)。

表 2-10　各种乳的营养素含量比较(可食部分 100g)

营养素	人 乳	牛 乳	羊 乳	马 乳
水　分(g)	87.6	87.0	86.9	82.2
蛋白质(g)	1.5	3.5	3.3	4.7
脂　类(g)	3.7	4.0	4.1	7.5
碳水化合物(g)	6.9	5.0	4.3	4.8
热　能(kJ)	280	288	288	426
钙(mg)	34.0	120.0	140.0	—
磷(mg)	15.0	93.0	106.0	—
铁(mg)	0.1	0.2	0.1	—
视黄醇(μg)	75	42	24	48
硫胺素(mg)	0.01	0.04	0.05	
核黄素(mg)	0.04	0.13	0.13	
尼克酸(mg)	0.1	0.2	0.3	
抗坏血酸(mg)	6.0	1.0	—	

6. 常见品种及药用

牛乳　味甘,性平,有补虚养身、生津润肠等功效,可用于虚弱劳损、反胃噎嗝、消渴、便秘等症。用牛乳和羊乳等量混合炖沸,清晨空腹服用,可治胃脘疼痛。现代研究发现,牛奶具有镇静作用,并有助于治疗十二指肠溃疡,减少胃癌的发病率等作用。

羊乳　味甘,性温,有补寒冷、润心肺等作用,老年人及体弱者食用较好。

二、乳制品的营养价值

乳制品是指根据不同需要,用特殊加工方法,消灭或阻抑微生物在奶中的繁殖和酶的活性,而将鲜奶加工成系列产品,主要包括奶粉、调制奶粉、酸奶、奶酪等。由于加工方法和储存方法的不同,各种乳制品的营养价值有一定的差异。

1. 奶粉

鲜奶经过消毒、脱水并干燥成粉状,可制成各种奶粉(约除去 70%～80% 水分)。干燥的方法常用喷雾干燥法,其脱水速度快、时间短,产品的溶解性能好,奶粉冲调后的感官性状、营养素的保存等指标均比较满意。

市售的奶粉根据一些特殊的要求,可分为全脂奶粉、脱脂奶粉和低糖奶粉、加糖奶粉等品种,以满足不同消费者的需要。一般来说,全脂奶粉的营养成分为鲜奶的 8 倍;脱脂奶粉的脂肪含量仅为鲜奶的 1.3%,脂溶性维生素也随之丢失,但含有钙和 B 族维生素,是一种优质蛋白质含量比较高的食品。

2.调制奶粉

这种奶粉的特点是参照母乳营养素的组成与模式,对牛奶加以调整与改进,配制成适合不同龄婴儿生长发育所需要的乳制品。

配制奶粉的特点:因加入了脱盐乳清粉,使酪蛋白含量相对降低,而乳清蛋白的含量增加;添加与母乳同型的活性顺式亚油酸,提高了必需脂肪酸的含量;α 乳糖与 β 乳糖按 4:6 的比例添加,并使之达到平衡,同时加入可溶性多糖,提高了牛奶的乳糖含量;脱去牛奶中过多的钙、磷、钠等无机盐;强化了维生素 A、维生素 D、维生素 B_1、维生素 B_2、维生素 C 及铁、铜、镁、锌、锰等微量元素。因此,这种奶粉消化吸收率高,适合婴幼儿的生长发育,是不能进行母乳喂养或母乳不足的婴儿的首选奶粉。

3.酸奶

酸奶是将鲜奶消毒后接种上嗜酸乳酸杆菌,在 30℃ 的环境中培养,经过 4~6 小时发酵而成。牛奶经过乳酸菌发酵后,内含的乳糖有 20%~30% 分解成了葡萄糖和半乳糖,并可进一步转化为乳酸或其他有机酸。有机酸的存在增加了人体对钙、磷和铁的消化吸收率;在乳酸杆菌的作用下,酪蛋白也发生一定程度的降解,形成一种预备消化的状态,增加人体对酪蛋白的利用;受乳酸杆菌的作用,部分乳脂肪发生分解,易被人体消化吸收;发酵过程中,乳酸杆菌还可以产生维生素 B_1、维生素 B_2、维生素 B_{12}、烟酸和叶酸等。因而,酸奶的营养价值与普通乳相比,有了很大的提高。

除了营养素的含量和组成有一定的变化外,常饮酸奶对调节人体的生理功能也有一定的作用。它可抑制肠道腐败菌的生长,改变肠道菌群,防止一些腐败菌产生的胺类对人体的不利影响;进入人体肠道中的活乳酸杆菌,能大量繁殖,并产生乳酸、醋酸等有机酸,有利于刺激肠道蠕动,使便秘得到改善;乳糖大多被分解,可以缓解乳糖不耐症的产生。

4.炼乳

炼乳有甜炼乳和淡炼乳之分。淡炼乳又称蒸发乳,属于浓缩乳,是鲜奶除去 2/3 的水分,再经消毒加工而成。在食用时要将其稀释到原来的浓度。炼乳在胃酸和凝乳酶的作用下形成凝块,易被人体消化吸收,适合于食用;蛋白质经过加热,适合于鲜奶过敏者。淡炼乳的营养素组成与鲜奶基本相同,在加工过程中赖氨酸与硫胺素略有损失,可通过强化来弥补。甜炼乳是用鲜奶加 15% 的蔗糖,再经前述方法加工浓缩而成,其蔗糖含量可达到 45% 以上,稀释到正常甜度后,营养素的含量只为鲜奶的 1/3,因而不适宜婴儿食用。

5.干酪

干酪是指以牛乳、稀奶油、部分脱脂乳、酪乳或这些产品的混合物为原料,经凝乳并分离乳清而制得的新鲜或发酵成熟的乳制品。

干酪在乳制品中的品种最多,若以水分的含量作为标准,干酪可分为硬质、半硬质、软质等,因而各种干酪的营养素含量和比例也有很大的差异。

干酪的营养价值很高,是人类食物中蛋白质、脂肪、钙、磷的良好来源,同时含有丰富的维生素,这与在干酪的制造过程中将原料乳中的各种营养素浓缩 10 倍以上有关。此外,干酪中的蛋白质经过发酵后形成的一些蛋白质的分解产物如氨基酸、蛋白胨等容易被人体消化吸收,因而干酪的蛋白质消化率可高达 96%~98%。

第七节　蛋类原料的营养价值

蛋类主要指家禽的蛋,包括鸡蛋、鸭蛋、鹅蛋、鹌鹑蛋、鸽蛋等,但主要食用蛋为鸡蛋。在人类所有能得到的天然食物中,鸡蛋是最接近于各种营养素都处于完全平衡的食品,含有丰富的蛋白质、维生素和矿物质。

一、蛋的结构

各种禽类蛋的结构都很相似,主要由蛋壳、蛋清、蛋黄三部分组成。以鸡蛋为例,每只蛋重约50g。蛋壳重量约占全蛋的11%,其主要成分为碳酸钙,蛋壳的颜色由白色到棕色,与鸡的品种有关。蛋清包括两部分,外层为中等黏度的稀蛋清,内层为包围在蛋黄周围胶质冻样的稠蛋清。蛋黄的表面包有蛋黄膜,由两条韧带将蛋黄固定在蛋的中央。

二、蛋及蛋制品的营养价值

1. 蛋类的营养价值

（1）蛋白质。蛋类蛋白质含量比较高,平均为13%～15%,为完全蛋白质,不但含有人体所需要的各种必需氨基酸,其比例也符合人体的需要,生物学价值可达到95以上;全蛋的蛋白质几乎均能被人体完全吸收,利用率达99.6%,是天然食物中最理想的蛋白质。

蛋各部分的主要营养素组成见表2-11。

表 2-11　蛋类和部分的营养素组成

单位:g/100g

成　　分	全　　蛋	蛋　　清	蛋　　黄
水　分	7.5	84.4	51.5
蛋白质	12.7	11.6	15.2
脂　肪	9.0	0.1	28.2
无机盐	1.0	0.8	1.7

注:蛋清和蛋黄分别占总可食部的1/3和2/3。

（2）脂类。蛋的脂类主要集中在蛋黄中,约占蛋黄总量的30%,呈乳化状态,常温下为液体或分散为极小的颗粒,易被人体消化吸收。

蛋的脂类大部分为中性脂肪(39%),并含有一定浓度的卵磷脂(15%),胆固醇的含量也比较高(3%～5%),一只蛋约含200mg,以游离胆固醇为主,易被人体消化吸收。

（3）无机盐与微量元素。蛋类是铁、磷和微量矿物质的良好来源。蛋壳中钙含量很高,蛋黄及蛋清中铁的含量不低,仅蛋黄中就高达7mg/100g(约为蛋白的23倍),但由于与高磷蛋白结合,降低了铁的消化吸收率。蛋黄和蛋清中其他各种微量元素的含量与饲料有关,若在饲料中进行各种微量元素的强化,可增加蛋类微量元素的含量。

（4）维生素。蛋类中含有多种维生素,特别是蛋黄中含有丰富的维生素 A、维生素 D、维生素 B_1、维生素 B_2 等。当然,蛋中维生素的含量也受饲料的组成、产蛋季节、光照时间等多种因素的影响。蛋类缺乏的维生素是维生素 C。

值得注意的是,生鸡蛋中含有抗生物素和抗胰蛋白酶因子,前者妨碍生物素的消化吸收,后者抑制胰蛋白酶的活性,高温加热可破坏这两种抗营养因子。

禽蛋的种类很多,各品种间主要营养素的含量与比例有一定的区别,但总的来说差别不大,见表2-12。

表 2-12　不同品种禽蛋的营养价值(可食部 100g)

品　种	蛋白质 (g)	脂类 (g)	碳水化合物 (g)	热能 (kJ)	钙 (mg)	铁 (mg)	维生素A (μg)	硫胺素 (mg)
鸡　蛋	12.6	11.0	1.0	640	39	1.8	188	0.20
鸭　蛋	13.0	13.3	2.3	757	77	3.2	310	0.20
鹌鹑蛋	14.3	9.8	0.8	615	67	2.7	380	0.11
鹅　蛋	12.4	17.5	0.9	883	22	9.0	110	0.05

2．蛋制品

(1)松花蛋,又名皮蛋、变蛋、彩蛋等。松花蛋的生产是我国劳动人民在长期的生活实践中发明的,也是我国的一个特产。松花蛋一般选用新鲜的鸭蛋经特殊的加工方法制成。加工后的成品在营养素的组成与含量上与新鲜蛋有一定差别,见表2-13。松花蛋的制作过程中,水分减少,因而蛋白质的含量稍有增加,特别是由于加工过程中加入的碱和盐的作用,使松花蛋中的无机盐的含量增加明显。

新鲜蛋加工为松花蛋后,营养素的组成有所改变,营养价值也发生一定的变化,特别表现在 B 族维生素由于碱的作用,几乎全部被破坏,降低了蛋类维生素的营养价值。

另外,在松花蛋制作的过程中,有时还加入一定的铅,以提高其产品质量。但铅对人体是一种有害元素,因此,目前已有一些新的加工方法,使松花蛋成为无铅或低铅蛋晶,更符合人体的健康。

表 2-13　鸭蛋与松花蛋营养素含量比较

品　种	水分(%)	蛋白质(%)	脂肪(%)	无机盐(%)	热能(kJ)
鸭　蛋	70	13.0	14.7	1.3	777.5
松花蛋	67	13.6	12.4	3.0	760.8

(2)咸蛋,又名腌蛋、盐蛋。我国生产咸蛋的历史悠久,加工方法简单易行,加工费用低廉,加工技术容易掌握,产品风味特殊,食用方便,深得广大消费者的喜爱。

鲜蛋腌制成咸蛋后,由于食盐的作用,蛋内的营养素比例发生了变化。由于食盐的渗透作用,咸蛋比鲜蛋内的含水量下降,而脂肪、碳水化合物等含量有所上升,蛋白质可能是由于部分渗出,含量反而有所下降,钙等无机盐的含量上升比较明显,见表2-14。

表 2-14　鲜鸭蛋与咸鸭蛋营养价值的比较(可食部 100g)

品　种	水分(%)	蛋白质(%)	脂肪(g)	碳水化合物(g)	钙(mg)	磷(mg)	铁(mg)
鸭　蛋	67.3	14.2	16.0	0.3	76	276	6.1
松花蛋	57.7	14.0	16.6	4.2	102	214	3.6

从总体看,鲜蛋与咸蛋在营养价值上的变化不是很大,但要注意的是,由于咸蛋在腌制过程中使用食盐,在腌制时间比较长的情况下,食盐中有比较多的钠进入蛋内,不宜多食,特别是高血压和肾脏病患者。

(3)糟蛋,是用优质的鲜鸭蛋经糯米酒糟糟制而成。糟蛋成品的蛋壳全部或部分脱落,仅剩壳下膜包裹着蛋的内容物,是如同软壳似的一种蛋制品,故人们又称之为软壳糟蛋。它的蛋质细嫩,蛋白呈乳白胶冻状,蛋黄呈橘红色的半凝固状态,气味芬芳,滋味鲜美,风味独特,食后令人回味无穷,为我国特有的冷食佳品。

糟蛋在糟渍的过程中,所产生的醇可使蛋清与蛋黄凝固变性,并使蛋有轻微的甜味,在产生醇的同时,还能产生醋酸使蛋壳软化,蛋壳中的钙盐借渗透作用渗入蛋表面的薄膜内,故糟蛋的钙含量特别高,比普通鲜蛋高 40 倍左右。

第八节　常用调味品的营养价值

中国烹饪使用的调味品种类很多,这里介绍最常用的几种。

一、食用油脂的营养价值

食用油脂按其来源可分为植物油和动物油两类。植物油来自植物的种子,经加工而成,因而种类比较多,有豆油、花生油、菜籽油、麻油、棉籽油、核桃油、玉米油、米糠油、棕榈油等;动物油主要来自动物的体脂、乳脂及鱼类脂肪。

1. 中性脂肪

中性脂肪是油脂中的主要营养素,其含量可达到 98% 以上,因而油脂是热能密度最高的一种原料。但由于来源不同,脂肪酸饱和程度、碳链的长短及必需脂肪酸的含量等有很大的区别。

(1)脂肪酸的饱和程度。畜禽类脂肪的脂肪酸饱和程度比较高,以含有 16～22 个碳原子的饱和脂肪酸为多,其中以棕榈酸(又称软脂酸)和硬脂酸的含量更多。鱼油中不饱和脂肪酸的含量比较高。大多数植物油中的脂肪酸不饱和度高,例如,豆油中不饱和脂肪酸的含量为 86% 以上,葵花籽油中的含量也高达 87% 左右,而黄油、牛油、猪油等动物性脂肪中不饱和脂肪酸的含量一般在 30%～53% 之间。

脂肪酸的不饱和程度及它在不同油脂中的含量直接影响到油脂的熔点,进而影响到油脂的消化率。见表 2-15。

(2)必需脂肪酸。必需脂肪酸在脂肪中的分布有很大的差别,一般植物油高于动物油。植物油中,棉籽油、豆油、玉米胚芽油中的含量高于其他植物油;动物油中禽类必需脂肪酸的含量高于畜类;畜类脂肪中,猪油中必需脂肪酸的含量高于牛油和羊油。必需脂肪酸在各种脂肪中的含量见表 2-16。

2. 磷脂

许多植物油中含有一定量的磷脂,以大豆油中的含量最高。其他植物油,例如玉米胚芽油、米糠油中的含量也比较高,见表 2-17。

3. 维生素

油脂中脂溶性维生素含量的高低也是评价油脂营养价值的一个十分重要的指标。一般情况下,动物的储存脂肪中几乎不含有脂溶性维生素,维生素 A、维生素 D 只存在于动物的肝脏和奶油中;植物油中则有比较丰富的维生素 E,见表 2-18。

表 2-15　常用食用油的熔点及消化率

名　　称	熔　　点(℃)	消　化　率(%)
羊　油	44～55	81
牛　油	42～50	89
猪　油	36～50	94
奶　油	28～36	98
椰 子 油	28～33	98
花 生 油	室温下为液体状	98
菜　油	同　上	99
棉 籽 油	同　上	98
豆　油	同　上	98
麻　油	同　上	98
葵花籽油	同　上	97

表 2-16　常见食用油的亚油酸含量　（占脂肪总量的%）

名　　称	含　量	名　　称	含　量
棉 籽 油	55.6	猪　油	6.3
豆　油	52.2	牛　油	3.9
玉米胚芽油	47.8	羊　油	2.0
麻　油	43.7	鸡　油	24.7
花 生 油	37.6	鸭　油	19.5
米 糠 油	34.0	黄　油	3.6

表 2-17　几种植物油毛油中磷脂的含量

单位:质量分数/%

名　　称	含　量	名　　称	含　量
玉米胚芽油	1.2～2.0	豆　油	1.1～3.2
小麦胚芽油	0.08～2.0	花 生 油	0.3～0.4
米 糠 油	0.5	棉 籽 油	0.7～0.9

表 2-18　几种常用植物油中维生素 E 的含量及组成

名　　称	维生素 E 含量(mg/100g)	维生素 E 异构体比率（%）		
		α	β	γ
米 糠 油	91～168	60～63.8	20.3～36.2	0～10.7
大 豆 油	54.4～118	6.0～13.5	57.8～65.7	24.2～36.2
棉 籽 油	78.5～86.0	47.7～62.4	37.6～42.0	0～10.4
菜 籽 油	56～67.3	27～35.3	63～73	—
花 生 油	19.5～24	15.5～38.2	41.2～64.5	20～20.6
玉米胚芽油	57.7～91	11～19.4	79.8～89	0.8～3.9

二、其他调味品的营养价值

1.酒类

酒是一种含有乙醇的饮料。在人类发展的文明史中,酒与人类结下了不解之缘,不仅成为一种富于魅力的饮料,并形成了独特的"酒文化"。

酒的种类很多,其中酒精的含量和其他营养素的组成各不相同。下面介绍几种常见的酒:

白酒　白酒的种类很多,以乙醇为主要成分,乙醇的含量在20%～60%,但人体对酒精的利用率并不高。白酒的香味成分非常复杂,有醇、酯、醛及乳酸乙酯、乙酸乙酯和丁酸乙酯等。

啤酒　啤酒是世界上饮用最为广泛、消费量最高的酒。啤酒除含有乙醇外,还含有果糖、葡萄糖、麦芽糖和糊精,另外,还含有多种维生素、钙、磷、钾、镁、锌等营养素,啤酒中也含有一定量的氨基酸、脂肪酸及醇、醛、酮、酯等。

葡萄酒　葡萄酒是果酒中最有代表性的一种。主要成分为酒精、糖、有机酸、挥发酯、多酚,还含有丰富的氨基酸、多种维生素和钾、钙、镁、锌、铜、铁等元素。葡萄酒的香味来自丙醇、异丁醇、异戊醇、乳酸乙酯等。

黄酒　黄酒是中国最古老的饮料酒。黄酒含有糖类、糊精、有机酸、高级醇及多种维生素,还有大量的含氮化合物,氨基酸的含量也居各种酿造酒之首。黄酒的种类很多,其营养素的组成有一定的区别。

2.酱油和酱

酱油和酱是以小麦、大豆及其制品为主要原料,接种曲霉菌种,经发酵酿制而成。酱油及酱的营养素种类和含量与其原料有很大的关系,以大豆为原料制作的酱油和酱,蛋白质的含量比较高,可达3%～10%;以小麦为原料的甜面酱其蛋白质的含量只有2%;若在制作过程中加入了芝麻等蛋白质含量高的原料,则蛋白质的含量可达到20%以上。脂肪和碳水化合物的含量都有这样的分布规律。

酱油及酱中也含有一些维生素与无机盐,但由于本身使用的量占人体膳食的比例不高,对人体营养素供给量的影响不大。但若进行了一些特殊营养素的强化,则可成为人体营养素的一个来源。例如,一些国家和地区在酱油中进行铁的强化,就可以作为人体铁的一个重要补充和来源,见表2-19。

表2-19　常用酱油和酱的营养素含量(按100g计)

名　　称	产地	水分 (g)	蛋白质 (g)	脂肪 (g)	碳水化合物 (g)	钙 (mg)	铁 (mg)	核黄素 (mg)	硫胺素 (mg)
酱油(一般)	北京	66.9	2.0	0	17.2	97	5.0	0.01	0.13
酱油(一级)	北京	59.0	3.8	0	20.4	—	—	—	—
酱油(二级)	北京	61.2	2.4	0	2.01	—	—	—	—
酱油	江苏	72.4	5.9	1.1	5.2	69	4.9	—	—
酱油(一级)	湖北	58.0	8.3	1.6	9.7	47	19.5	—	—
酱油(二级)	湖北	70.0	4.4	0.4	14.9	36	13.0	—	—
甜面酱	北京	50.8	7.3	2.1	27.3	51	4.5	0.08	0.17
豆瓣酱	北京	52.8	10.7	9.0	12.9	99	7.9	0.06	0.24

3. 醋

醋是一种常用的调味品,与酱油相比,醋中蛋白质、脂肪和碳水化合物的含量都不高,但却含有丰富的钙和铁。不同产地醋的成分有一定的差别,见表2-20。

表 2-20　醋的营养素组成(按 100g 计)

产　地	水　分 (g)	蛋白质 (g)	脂　肪 (g)	碳水化合物 (g)	钙 (mg)	铁 (mg)
江　苏	94.4	1.3	0.7	2.5	12	26.3
北　京	94.8	—	—	0.9	65	1.1
湖　北	88.0	0.4	0.7	5.5	113	9.0

4. 糖

糖也是一种重要的调味品,特别是在一些地方菜系中使用量比较大。作为调味品使用的糖主要有白糖、红糖、麦芽糖等,有时也使用蜂蜜。

白糖属于精制糖,主要的营养素为碳水化合物,以蔗糖为主,占99%,其他的营养素种类很少;红糖未经精制,碳水化合物的含量低于白糖,但钙、铁的含量高于白糖;麦芽糖水分的含量比较高,因而相对来说,营养素的密度小于白糖和红糖。见表2-21。糖的甜度与糖的分子结构有关,蔗糖的甜度高于麦芽糖,主要是因为蔗糖是由葡萄糖和果糖组成的双糖,而麦芽糖则是由两分子葡萄糖组成的双糖。果糖的甜度高于葡萄糖。

表 2-21　食糖的营养素含量(按 100g 计)

名　称	水　分 (g)	蛋白质 (g)	脂　肪 (g)	碳水化合物 (g)	钙 (mg)	铁 (mg)
白砂糖	0	0.3	0	99	32	1.9
绵白糖	2.6	0.6	0	88.9	9	1.1
红　糖	4.4	0.4	0	93.5	90	4.0
麦芽糖	12.8	0.2	0.2	82.0	—	—
蜂　蜜	20.0	0.3	0	79.5	5	0.9

5. 味精

味精是一种常用的增加鲜味的调味品。味精中主要的呈鲜成分是谷氨酸,正常的含量为84.2%,此外,还含有一定量的碳水化合物,约为16.9%。

6. 芡粉

芡粉是一种烹饪过程中常用的辅料。其主要成分为碳水化合物,占85%～86%,蛋白质和脂肪的含量很少,有些产品中几乎检测不出,其他各种营养素的含量都比较少。

第三章　平衡膳食和营养状况评价

第一节　平衡膳食

一、概　述

"民以食为天"。但如何吃得合理、科学,古今中外有许多研究和学说,在不同历史时期,有着不同的认识。平衡膳食的概念随着科学的进步而不断深化。

平衡膳食就是由多种食物构成,它不但提供足够数量的热量和各种营养素,满足人体正常生理需要,而且还要保证各种营养素之间的平衡,以利于人体的吸收和利用达到合理营养。平衡膳食能防止营养缺乏病的发生,有利于工作效率的提高,同时又能防止某些营养素摄入过量而导致机体不必要的负担以及代谢上的紊乱而导致某些疾病。

平衡膳食要根据具体人群的不同年龄、性别、劳动强度和生理状况等,确定每人每日各种营养素的需要量,同时也要考虑各种营养素的质量、数量相互之间的比例。

1. 要有足够热能

应根据年龄、性别、劳动强度和不同生理状况等决定热量的供给量。

2. 要有适量的蛋白质

为了保证机体生长发育、组织修补和更新,维持正常的生理功能量,蛋白质的供给量应占总热能的 10% ~14%,优质蛋白质应占总蛋白供给量的 1/3 以上。

3. 要有一定量的脂类

成人脂肪供给量以占总热能的 20% ~25% 为宜,儿童可略高些。同时,应注意不饱和脂肪酸和必需脂肪酸的供给量。

4. 要有充分的无机盐

无机盐参与构成机体组织和调节生理功能。不同人群对各种无机盐的需要量是不同的,应根据不同年龄和生理状况等提供充足的无机盐。

5. 丰富的维生素

维生素是维持人体正常生理功能和健康不可缺少的必需营养素。应根据不同年龄、性别、生理状况及劳动强度提供丰富的维生素。

6. 要有适量的膳食纤维

膳食纤维有助于肠道蠕动和正常排便,减少有害物质在肠道内积蓄,有利于防止肠道肿瘤的发生,同时膳食纤维有助于防治糖尿病和冠心病等。

二、膳食的构成

膳食结构也称食物结构,是指消费的食物种类及其数量的相对构成,它表示膳食中各种食物间的组成关系。按照人体营养标准及食物营养成分,结合中国实际情况,提出合理的膳食结构和膳食指南,是实现中国营养标准最有效的途径。一个国家居民的膳食结构,必须与其食用作物的生产、居民的经济收入、身体素质和饮食习惯相协调。因此,膳食结构的调整涉及人口、营养、农业生产、食品加工、商业流通、民族风尚、饮食习惯、消费水平等一系列问题,是一个非常复杂的系统工程。如果要求过高,会加重国家负担,对人民的健康也不利。西方社会所倡导的"三高"即高蛋白、高脂肪、高能量膳食,导致一些"富裕病"如冠心病、糖尿病、肠癌和乳腺癌等大量发生,严重威胁着人民的身体健康。与此相反,在第三世界不发达国家,由于膳食营养不能满足生理需要,导致许多人生长发育不良,抵抗力低,这也是易罹患多种疾病的原因。

当今世界的膳食结构大体上可分为三种类型。

第一种类型,是西方"三高"型膳食,以欧美发达国家为代表。这些国家植物性食物消费量较少,动物性食物消费量很大,能量、蛋白质、脂肪摄入量高,人均每日能量达 14.7MJ(3500kcal),蛋白质和脂肪达 100g 和 150g。它虽营养丰富,但也带来"富裕病"的不良后果。

第二种类型是东方型膳食,以印度、印度尼西亚、巴基斯坦等多数发展中国家为代表。他们的膳食以植物性食物为主,能量基本上可满足人体的需要,约为 8.37~9.20MJ(2000~2200kcal),但蛋白质仅 50g 左右,脂肪仅 30~40g,常可导致一些营养缺乏病。

第三种类型,是以日本为代表,它既保留了东方膳食的一些特点,又吸取了西方膳食的一些长处。植物性和动物性食物消费比较均衡,其中植物性食物占较大比重,但动物性食物仍有适当数量,动物性蛋白质占膳食蛋白质总量的 50%,并有丰富的蔬菜、水果等,能量供给约为 10.88MJ(2600kcal),蛋白质和脂肪均可达 80g 左右,食物结构比较合理,基本符合营养要求。不过动物性食物仍稍偏高,"富裕病"也有增加趋势,但营养失调轻微。

中国的膳食结构正在由温饱型向小康型过渡。1989 年 10 月由中国预防医学科学院主持,在北京召开了食物与农业计划的膳食指南研讨会,中国营养学家对中国 2000 年合理膳食指南的原则提出了以下一些看法:①中国平均每人每日膳食中能量供给量应为 2400kcal,蛋白质为 70g;②谷类食物能量比例达到 60%,动物性食物能量比例达到 40%;③动物性食物与豆类蛋白质应占蛋白质总摄入量的 30%~40%;④适量油脂,脂肪热能比例为 25%~30%;⑤减少食盐摄入量,以不超过 6g 为宜。

三、食物指导方案

食物指导方案是将营养素标准和膳食指南转变为每日食物摄入量的建议,它用以选择各类食物的种类和数量,能定量地指导人们调配平衡膳食,达到 RNI 的要求。食物指导方案是依据制定营养素标准和膳食指南的研究,以及对食物成分、食物摄入模式和影响居民食物选择的因素的研究而制定的。它不断地发展完善,通过各种有效途径广泛地进行宣传,从而根本上改变公众的饮食行为。

为了帮助人们把膳食指南的原则具体应用于日常膳食实践,中国居民膳食指南专家委员会针对中国居民膳食的主要缺陷,按平衡膳食的原则,推荐了中国居民各类食物的适宜消费量,并以直观的宝塔形式形象地表现出来,称为"中国居民平衡膳食宝塔"(图 3-1)。

宝塔建议每人每日摄入谷类食物 300~500g,豆类及豆制品 50g,蔬菜 400~500g,水果

100～200g,畜禽肉 50～100g,鱼虾类 50g,蛋类 25～50g,奶及奶制品 100g,油 25g。宝塔建议的中等能量水平的食物摄入量可供给的能量及主要营养素量见图 3-1。

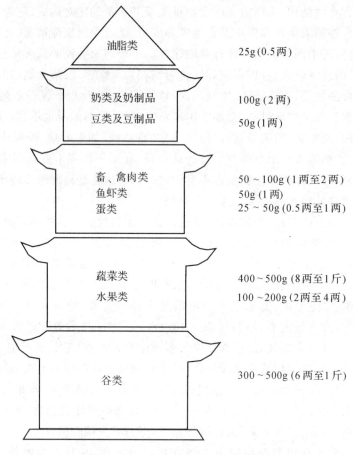

图 3-1　中国居民平衡膳食宝塔

随着经济收入的提高,中国居民的膳食趋于减少谷类而增加动物性食物的消费类型。宝塔分别推荐了不同种类的动物性食物的摄入量和较低的肉类摄入量,目的是引导居民多消费鱼类、奶类,不要过多消费畜肉类。这将有利于控制慢性病,包括肥胖病在中国的发生和发展。

宝塔建议的豆类和豆制品、奶类和奶制品的消费量比较高,是针对中国居民膳食中钙的供给普遍低的缺陷提出的,并且把这两类不同的食物合并占据宝塔饮食结构图中的一层以引起人们重视。虽然它和大多数居民当前的膳食实际有相当距离,但这是改善中国居民膳食不可缺少的。应当采取特殊的措施推动豆类、奶类及其制品的生产和消费。

四、膳食指南

膳食指南是营养工作者根据营养学原则,提出的一组以食物为基础的建议性意见,以指导人们合理选择与搭配食物。它是倡导平衡膳食、合理营养,以期减少与膳食有关的疾病,达到促进健康目的的指导性意见。它是由早期食物目标,历经膳食供给量、膳食目标阶段而演变来的。其背景是在工业化社会后体力活动减少,脂肪摄入量增多,及其他营养素摄入量的改变,导致心血管疾病多发,而对膳食模式提出建议。因此,推荐的营养素供给量(RDA)是针对缺乏病预防而言,而膳食目标和膳食指南是除预防缺乏病外还更多地考虑到慢性病的预防。

在一个国家可以有好几个膳食指南。它是用食物来表示的。在膳食指南中,没有具体说明某人应该摄取多少能量,但表明在能量中,蛋白质、脂肪、碳水化合物应占多少比例。指南中一般不用营养素而用食物组成、食物种类,甚至饮食习惯表示。在指南中不提营养素的数量而提何种食物应多吃,何种食物应少吃,同时还提出未来的改进措施。它的对象是全体健康的人们,它的表达尽量减少科学术语,而用更通俗的语言,深入浅出地为人们所理解和接受。

据中国营养调查结果和卫生部有关疾病状况的统计,发现中国人中既有因食物品种单调,或缺短、挑选不当,或食用方法不科学而引起的缺铁、缺钙、缺维生素 A 与核黄素等,也有由于膳食成分搭配不合理,以致由于成分不平衡而发生的营养失调性的疾病,如心血管疾病、脑血管疾病和恶性肿瘤,这些疾病已列居中国居民死因的前三位。而无论是儿童或成人超重或肥胖均已成为中国经济比较发达地区居民中的较大的问题。概言之,中国目前的营养状况是"不足"与"过量"并存,营养缺乏依然存在,"富裕病"呈上升趋势。因此,对膳食进行科学的营养指导,已成为十分迫切的社会要求。经过多年的实践,1997 年 4 月 10 日中国营养学会通过《中国居民膳食指南》,其宗旨是合理营养、平衡膳食、促进健康。其主要内容包括:①食物多样,谷类为主;②多吃蔬菜、水果和薯类;③常吃奶类、豆类或其制品;④经常吃适量鱼、禽、蛋、瘦肉,少吃肥肉和荤油;⑤食量与体力活动要平衡,保持适宜体重;⑥吃清淡少盐的膳食;⑦如饮酒应限量;⑧吃清洁卫生、不变质的食物。

在《中国居民膳食指南》的 8 条原则基础上,针对老年人、孕妇、乳母、婴幼儿、儿童、青少年等的特殊需要,中国营养学会又同时制订了《特殊人群膳食指南》,对每一人群增加了 2～3 条原则,主要内容如下。

(1)婴儿:①鼓励母乳喂养;②母乳喂养 4 个月后逐步添辅助食品。

(2)幼儿与学龄前儿童:①每日饮奶;②养成不挑食、不偏食的良好饮食习惯。

(3)学龄儿童:①保证吃好早餐;②少吃零食,饮用清淡饮料,控制食糖摄入;③重视户外活动。

(4)青少年:①多吃谷类,供给充足的能量;②保证鱼、肉、蛋、奶、豆类和蔬菜的摄入;③参加体力活动,避免盲目节食。

(5)孕妇:①自妊娠第四个月起,保证充足的能量;②妊娠后期保持体重正常增长;③增加鱼、肉、蛋、奶、海产品的摄入。

(6)乳母:①保证供给充足的能量;②增加鱼、肉、蛋、奶、海产品的摄入。

(7)老年人:①食物要粗细搭配,易于消化;②积极参加适度体力劳动,保持能量平衡。

"中国居民平衡膳食宝塔"根据中国居民膳食指南,结合中国居民的膳食结构特点而设计的食物定量指导方案,它把平衡膳食的原则转化成各类食物的重量,并以直观的宝塔形式表现出来,明确地告诉居民食物分类的概念及每天各类食物的合理摄入范围,便于群众理解和在日常生活中实行。

"中国居民平衡膳食宝塔"提出了一个营养上比较理想的膳食模式。它所建议的食物量,特别是奶类和豆类食物的量可能与大多数当前的实际膳食还有一定距离,对某些贫困地区来讲可能距离还很远,但为了改善中国居民的膳食营养状况,这是不可缺少的。应把它看作是一个奋斗目标,努力争取,逐步达到。

宝塔建议的各类食物摄入量一般是指食物的生重。各类食物的组成是根据全国营养调查中居民膳食的实际情况计算的,所以每一类食物的重量不是指某一种具体食物的重量。

在应用"中国居民平衡膳食宝塔"时应注意:(1)宝塔建议的各类食物摄入量是一个平均值

和比例,所以每日食物种类应当包含宝塔中的各类食物,各类食物的比例也应基本与膳食宝塔一致,但不需要每天都样样照着宝塔推荐量吃。(2)同类互换,调配丰富多彩的膳食。同类互换就是以粮换粮、以豆换豆、以肉换肉,通过同类互换,可把营养与美味结合起来,多种多样地调配一日三餐。(3)要合理分配三餐食物量,三餐食物量及间隔时间应与作息时间和劳动状况相匹配,一般早、晚餐各占 30%,午餐 40% 为宜,特殊情况可作适当调整。(4)要因地制宜充分利用当地资源,例如牧区乳类资源丰富,可适当提高乳类摄入量,渔区可适当提高鱼及其他水产品摄入量。在某些情况下,由于地域、经济或物产所限无法采用同类互换时,也可以暂用豆类替代乳类、肉类或蛋类替代鱼、肉。(5)要养成平衡膳食的习惯,长期坚持。

第二节　营养调查

营养调查是全面了解人群或个体营养状况的基本方法。通过调查了解不同人群膳食构成及营养水平,为有计划地改善和提高不同人群的膳食质量,提供科学依据。营养调查的目的是了解不同生理状况、生活环境、劳动条件下,各种人群营养是否合理,根据具体情况对个人(包括各种疾病患者)、家庭和集体按照合理营养要求,提出改善措施,以确保人群健康。

营养调查包括膳食调查、营养状况体格检查和实验室检查三部分。

一、膳食调查

膳食调查是通过不同方法了解每人每日各种主副食摄入量,在此基础上,利用食物成分表计算每人每日从膳食中所摄入的热能和各种营养素是否达到供给量标准的要求。

(一)膳食调查一般要求

膳食调查主要是根据两方面的资料来评价调查结果:(1)调查期间各种主副食摄入量;(2)摄入这些食物的总人数。

1. 调查对象

根据调查目的确定调查对象,调查对象要有足够的代表性,要考虑到不同地区、不同季节、不同生活水平及劳动强度等。

2. 调查日期及日数

调查日期以一年四季各进行一次为宜,亦可根据本地区食物生产供应情况,任选两个季度进行调查。一般每次调查 5~10 天,至少调查 3~5 天。

(二)调查方法

膳食调查通常有询问法、记账法和称重法等三种方法。

1. 询问法

询问法又称 24 小时回顾法。它是通过询问,了解被调查者一段时间内各种主副食品摄入情况。这种方法简便易行,但所得资料比较粗略,可结合其他方法进行。询问法可根据调查对象而设计相应的表格。如对被调查者的年龄、劳动强度等相似的群体调查——群体营养调查可参考表 3-1。

表 3-1　膳食记录表

姓名_____性别_____出生年月_____编号_____

住址_____联系电话_____

日期	第一天（月 日）		第二天（月 日）		第三天（月 日）		第四天（月 日）		第五天（月 日）		第六天（月 日）	
	食物名称	重量(g)	食物名称	重量(g)	食物名称	重量(g)	食物名称	重量(g)	食物名称	重量(g)	食物名称	重量(g)
早餐												
午餐												
晚餐												
点心												

2. 记账法

记账法手续简便,节省人力。适用于有详细账目的集体单位,通过查账或记录一定期间内各种食物消耗总量和用餐的人日数,计算出平均每人每日的消耗量,一般可统计 1 个月(或适当缩短)。一年四个季度各进行一次,具体步骤如下。

(1)登记调查期间食物消耗量:逐日查阅并登记调查期间所购买食物的发票和账目,把相同的食物累加,计算出一定时期内各种食物的总消耗量。如果记账采取的是从调查开始后一定时期,那么在登记时应先称库存食物量,并记录在调查表中,参考表 3-2。库存食物加上调查期间所购入食物种类数量,减去调查结束时食物的剩余量,即为该调查期间食物的消耗量。调查期间最好能到就餐现场观察废弃食物的情况,以便在计算食物消耗量时加以扣除。

表 3-2　食物消耗量记录表

单位:

食物名称:

结存数量:

每日购入食物量	月　日
	月　日
	⋮
	月　日

剩余数量:

实际总消耗量:

备注:

（2）总人日数的统计：在调查过程中首先应准确登记各餐的就餐人数，然后再根据主食的消耗量来折算总人日数。根据中国的膳食习惯，三餐食物消耗量比例分别为 1/5、2/5、2/5。假如某单位某日食堂早、中、晚的就餐人数分别是 3000 人、4200 人、3900 人，那么该日的总人日数应为：

$$3300 \times 1/5 + 4200 \times 2/5 + 3900 \times 2/5 = 3900 \text{ 人}$$

更准确的计算方法是根据各餐的就餐人数和各餐的主食消耗量来计算。例如，某食堂某日三餐的就餐人数分别是 100 人、130 人、120 人，三餐用粮分别是早餐 20kg、中餐 55kg、晚餐 45kg，那么该日的总人日数（计算总人日数可保留一位小数）如下：

$$100 \times \frac{20}{20+55+45} + 130 \times \frac{55}{20+55+45} + 120 \times \frac{45}{20+55+45} = 121.3$$

计算平均每人每日食物消耗量。调查期间实际消耗的食物总量，除以调查期间总人日数即得每人每日摄入食物的量。

根据食物成分表进一步计算出平均每人每日各种营养素的摄入量。

值得注意的是，如果调查对象中除性别外，还有年龄、劳动强度及生理状况等差异，那么不同类别的就餐人员的总人日数应分别登记。根据其不同的需要量，计算出被调查者平均每人每日的能量及各种营养素的平均供给标准，最后在统计时与实际量比较，这样才能作出合理的评价。例如儿童膳食调查，因供给量不分性别、劳动强度，故设计用膳人数登记表就可简化为表 3-3。如果某集体单位用膳者年龄、劳动强度参差不齐，那么应按表 3-4 登记。

表 3-3　某小学用餐人数登记表

年　　龄	5 岁～	6 岁～	7 岁～
餐　　次	早　中　晚	早　中　晚	早　中　晚
时　　间			
用餐总人数			
总人日数			
折合成年男子系数			
折合成年男子总人日数			

注：折合成年男子系数 $= \dfrac{\text{折合成年男子总人日数}}{\text{各年龄组总人数}}$

表 3-4　调查期间总人日数登记表

年　　龄	性　别	劳动强度	人　数			平均每日总人日数
			早	中	晚	
成　　人	男	轻				
		中				
		重				
	女	轻				
		极轻				
60 岁～	男	轻				
	女	轻				

3. 称重法

这种膳食调查方法细致准确，但费人力物力，可用于个人（孕妇、乳母、病人）、家庭或集体单位。调查期间称量每日每餐所吃各种主副食的生重、熟重及剩余重量，并统计每餐的用餐人数,由所得数据计算出每一餐平均每人的生食物重量。将一天各餐的结果相加,得出每人每天的进食量。一般可调查 3~7 天。调查结果记录在食物消耗记录表内,见表 3-5。

表 3-5 食物消耗记录表

单位:＿＿＿＿＿＿＿＿＿＿

日期	餐别	食物名称	生重(kg)	熟重(kg)	生熟比	熟食剩余量(kg)	实际消耗量		就餐人数
							熟重(kg)	生重(kg)	
月 日	早 中 晚								
┆	早 中 晚								
月 日	早 中 晚								

4.具体调查步骤

(1)称重:称出每餐所用食物的生重,烹调后称出熟重,用餐结束时再称出剩余食物的重量(熟重)。最后计算出各种食物的实际消耗重量(熟重)。

实际消耗量(熟重)＝烹调后熟食重量－熟食剩余量

(2)生熟折合率:根据烹调前后食物的重量计算生熟折合率(生熟比)。即:

生熟比＝食物熟重/食物生重

例如,5kg 大米(粳米)烧熟后重量为 9kg,那么其生熟比是 9÷5＝1.8,最后根据生熟比计算出每种食物熟重相当于生食物重量。

实际消耗食物生重＝实际消耗食物熟重/生熟比

＝(熟食重－熟食剩余量)/生熟比

(3)统计每餐就餐人数:统计每餐就餐人数,并计算出总人日数,如果年龄、劳动强度相差很大应像上述提及的,将各类别的总人日数进行分别登记。

(4)计算出每人每日平均摄入的生食物重量:每人每日平均摄入的生食物重量为:

平均摄入量＝各种食物实际消耗量(生重)÷总人日数

(三)膳食调查注意事项

(1)调查期间所有主副食(包括零食)的名称、数量须详细记录。如写出何种米、面,注明食物等级,最好还能注明食物产地。

(2)在称重法中,剩余量应包括食堂(厨房)里剩余的食物,及所有用膳者所剩余的食物。

(3)调味品及食用油不必每餐前后均称量,只要早餐前称一次,晚餐结束后再称一次,两者之差即为全日食用数量。

(4)调查时间不应少于 4 天,一般为 4~7 天("记账法"应尽量保证 15~30 天),调查时间不应包括节假日,因节假日主副食均比平时丰盛,不具代表性。

(四)膳食调查结果整理

无论采用哪种调查方法,对所得到的资料都要进行以下几个方面的统计处理。

(1)计算每人每月摄入量。

(2)计算每人每月各种营养素摄入量。

(3)与推荐供给量比较,评价每人各种营养素摄入量情况。

(4)计算热量、蛋白质及铁的来源分布。

(5)计算一日三餐热量分配百分比。

(6)计算膳食热量来源分配百分比。

(五)膳食调查结果评价

膳食调查结果评价的依据主要看其是否能满足用膳者的热能和各种营养素的需求,同时要结合烹调加工方法的合理性。但膳食调查仅为短期调查,因而必须结合体格检查与生化检验进行全面分析。具体是将膳食调查结果与"每日膳食中营养素供给量标准"进行比较作出合理评价。评价项目主要有以下4个方面。

1.食物构成

根据中国膳食结构模式进行评价。即以粮谷类食物为主,以蔬菜、动物性食物、豆类及其制品和乳类为副,做到种类多样、比例合适,荤素合理搭配,能满足机体不同生理状况及劳动强度的需要。

2.评价能量及各种营养素占供给量标准的百分比

劳动强度:体力劳动、年龄、气候和体型均影响能量需要,而以劳动强度为主要影响因素。在评价能量需要量时,应根据其劳动强度等级与相应的标准进行对比。

正常情况下,人的食量是与其能量需要量相一致的。当正常食欲得到满足时,其能量需要也得到满足,体重维持不变。如能量供给量过量或不足,则体重将增加或减轻。年龄、生长发育和体力劳动强度随年龄不同而改变。儿童和青少年正处于生长发育时期,其身高、体重和活动量与日俱增,因而能量的供给量必须随之增加才能满足需要。中年以后,基础代谢率逐渐下降,活动量逐渐减少,因而能量供给量可适当减低。一般认为,能量及各种营养素的摄入量应占供给量标准的90%以上,低于标准80%为供给不足,长期供给不足会导致营养不良。如果低于标准60%则认为是缺乏,对身体会造成严重的影响。对能量的评价不仅看其总量,还要看其来源。一般认为,能量来源于蛋白质、脂肪、碳水化合物的比例分别为10%～12%(儿童12%～14%)、20%～30%(儿童25%～35%)、60%～70%(儿童55%～65%)。三餐的能量分配比例分别为早餐30%、中餐40%、晚餐30%。

3.蛋白质评价

成人蛋白质供给量约为每日每千克体重1 g。目前,中国膳食以植物性食物为主,蛋白质质量较差,以每千克体重供给1.2 g左右为宜。蛋白质供给量按能量计算占总能量10%～14%。为保证儿童和青少年充足的蛋白质供给,蛋白质应占总能量12%～14%,成人为10%～12%。特别要注意,当对蛋白质进行营养评价时,不仅要看其摄入总量是否达到,而且要对其质量进行分析评价。一般说来,合理的膳食应在蛋白质满足供给量标准的基础上,保证优质蛋白质(动物性蛋白及豆类)的量占总蛋白质的量的1/3以上。在蛋白质的供给方面,如果能充分理解氨基酸的互补作用原理,使几种食物合理搭配混合食用,那么花很少的钱就能提高蛋白质的生物价,满足机体的代谢和生长发育的需要。

4.维生素与无机盐评价

(1)维生素A:评价时要考虑到维生素A与胡萝卜素两者之间的关系。胡萝卜素吸收率仅为1/3,而吸收后部分的转化率也仅为1/2。两者经统一折算成视黄醇当量后,再行评价。

(2)维生素 B$_1$、B$_2$ 和尼克酸:其供给量均随能量供给量而改变,按每 4.184kJ(1000kcal)表示。成人维生素 B$_1$、B$_2$ 供给量各为 0.5mg,尼克酸为 5mg;儿童和青少年 B$_1$、B$_2$ 供给量各为 0.6mg,尼克酸为 6mg。

(3)维生素 E:中国成人供给量标准为 60mg/d。

(4)维生素 D:食物中含量极少。母乳中含量也很少,为防止佝偻病,两岁以下婴幼儿以每日摄入 10μg 维生素 D 为宜。

(5)钙:儿童要保证充足钙的供给以满足生长需要,成人每日摄入 400~500mg 钙,则未见钙缺乏。

(6)铁:成年男子每日排出量约 1.0 mg,成年女子排出量平均每日 0.8 mg,但月经期损失较多,每日约损失 2 mg。故儿童、孕妇和乳母需铁量较大。膳食中铁的吸收率低,植物食物中铁吸收率多在 10% 以下,大豆及动物食物中铁吸收率较高,为 11%~22%。孕妇在孕期因胎儿发育,血容量逐渐增加,对铁的需要量增加。产后为补偿丢失之铁,尚需补充 2~3 个月的铁。

用计算机进行膳食营养成分计算:膳食调查原始资料→食品(净重-毛重换算)→输入营养素摄入量→与 RDA 标准比较。对于已经编制好的软件程序,附有应用说明的,用户可根据该程序说明和操作步骤,进行短期操作训练,即能运用自如。

计算所得数字的表示:统计食物消耗量,只保留小数点后 1 位数字,例如大米消耗量 863.78 斤,则可写为 863.8 斤。每人每日能量及各种营养素摄入量,如碳水化合物、热能、维生素 A、钙和磷等的克数、千卡数、国际单位和毫克数取整数即可;蛋白质、脂肪、铁、尼克酸、维生素 C 等克数和毫克数,取小数点后一位数字;胡萝卜素、维生素 B$_1$、维生素 E 等则取小数点后两位数字。

胡萝卜素、维生素 A 与视黄醇当量折算问题:中国人每日膳食中营养素供给量,按 1981 年第三届全国营养学术会议修订值,维生素 A 用微克视黄醇当量(μgRE)表示。

1μg 视黄醇当量 = 1μgRE 或 6μg β-胡萝卜素

1IU 维生素 A = 0.3μgRE

1μg 胡萝卜素 = 0.167μgRE

在进行膳食调查时,不仅要得到确切的数据、资料,对结果进行评价,同时还要善于发现问题,如食物的储存、加工烹调方法、饮食习惯、食物选购和搭配及就餐环境等等,针对存在的问题提出切实可行的建议,同时可开展一些营养知识的普及工作,使全民族做到科学合理用膳,以利于身体健康。

二、营养状况体格检查

营养状况体格检查是检查被调查者生长发育及健康状况,以及有无营养缺乏病。进行营养调查工作时,应对进餐者进行体格及营养状况检查,包括身体测量、临床体检、营养缺乏病体征检查三部分。身体测量主要有测量身长、体重和皮下脂肪厚度等项目指标,以了解身体发育情况;临床体检主要是检查与营养有关的疾病,如高血压、冠心病、糖尿病和肥胖病等;营养缺乏病体征检查主要是检查有无营养缺乏病。

(一)体格检查内容

1.身体测量

(1)项目及方法:包括身长、体重、皮褶厚度。

身长:清晨,赤脚,可使用特制身长计,亦可利用墙壁和木尺的简便方法。要求被测者赤脚直立于地面上,两脚跟部靠紧,脚尖呈40°~60°角,膝伸直,两上肢自然下垂,肩自然放松,头正,眼耳在一水平面上。测量者立于被测者的右侧,读数。

体重:清晨,空腹,排空大小便,着短裤,女子可着背心。用弹簧式体重计或杠杆式体重计测重读数要求至100g;测量时被测者立于秤的中央。

皮褶厚度:采用皮脂计,压力要符合规定标准$10g/cm^2$。在几个测量部位用左手大拇指和食指将皮肤连同皮下脂肪轻轻捏起,然后用皮脂计测拇指下方约1cm左右的皮脂厚度,读数记录至0.5mm。测量时应注意皮脂计与被测部位保持垂直,且不要用力加压,一般要求在一个部位测3次,取平均值。

测量皮脂厚度的常用部位有:①三头肌部:左上臂背侧中点(即左肩峰至尺骨鹰嘴的中点)上约2cm;②肩胛下部:左肩胛下角下方约2cm处;③腹部:距脐左方1cm处,将皮肤连同皮下组织与正中线平行捏起进行测量;④上臂围:上臂中点周长,用卷尺测量;⑤上臂肌围:二臂肌围(cm)等于上臂围(cm)−0.314×三头肌部皮脂厚度(mm)。

(2)评价指标:包括体质指数,皮褶厚度。

体质指数(body mass index,BMI):目前评价机体营养状况与肥胖程度最常用的方法。

$$BMI = 体重(kg)/身高(m)^2$$

成人标准为:BMI在18.5~22.99为正常,BMI在17~18.4为轻度消瘦,BMI在16~16.9为中度消瘦,BMI<16为重度消瘦,BMI在22~24.99为超重,BMI>25为肥胖。

皮褶厚度:估计体内脂肪含量的方法。三头肌皮脂厚度指标适用于各个年龄组。成人参考标准值为:男12.5cm,女16.5cm。评价标准见表3-6。

表3-6　三头肌皮脂厚度及上臂肌围评价标准

营养状况	相当于正常标准的百分比
正　　常	>90%
轻度营养不良	80%~90%
中度营养不良	60%~80%
重度营养不良	<60%

(二)营养缺乏病体征检查

营养缺乏病的发生是一个渐进的过程,各种营养缺乏病的症状和体征也因发展阶段的不同而有所区别,每一种营养素长期摄入不足都会引起相应的特征性改变,但对某一个体来说,可能会同时存在一种或多种营养素摄入不足引起的症状和体征的变化。当检查发现营养缺乏病体征时,表明营养不足已经历了一个过程。营养缺乏的体征见表3-7。

三、实验室检查

实验室检查是对被调查者血液及尿中所含营养素及相关成分进行检测,了解体内营养素的储存及代谢情况。

人体营养不良的发生有多种可能性,例如营养素摄取不足、消化吸收不良、劳动或疾病引起的营养素消耗过高等。人体营养不良的发生都要经过一定的时间,才表现出明显的临床缺乏症状。在此时间内,人体往往处于营养不足状态。若能早期发现此种状态,即可及时采取防治措施。体内营养素含量或浓度降低往往是营养不足的一种主要表现,而实验室检查就是测定被检者体液或排泄物中所含的营养素、营养素代谢产物或与之有关的化学成分,以判定其体内营养水平。膳食调查只能了解营养素摄取量,但体内实际情况如何,充足或缺乏尚未得知。

表 3-7　营养缺乏的体征

部　位	体　　征	缺乏的营养素
全　身	消瘦或浮肿、发育不良	热能、蛋白质、锌
	贫血	蛋白质、铁、叶酸、维生素 B_{12}、维生素 B_6、维生素 B_2、维生素 C
头　皮	失去光泽、稀少	蛋白质、维生素 A
皮　肤	毛囊角化症	维生素 A
	癞皮病皮炎	尼克酸
	溢脂性皮炎	维生素 B_2
	出血	维生素 C、维生素 K
眼	角膜干燥、夜盲、Bitot 氏斑	维生素 C、维生素 B_2
唇	口唇炎、口角炎、口唇裂、口角结痂	维生素 B_2、尼克酸
口　腔	舌炎、舌猩红、舌肉红	维生素 B_2、尼克酸
	地图舌	维生素 B_2、尼克酸、锌
	舌水肿	维生素 B_2、尼克酸
	牙龈炎、牙龈出血	维生素 C
骨	鸡胸、串珠肋、方颅、骨骺肿大、O 形腿、X 形腿	维生素 D
神经系统	多发性周期神经炎	维生素 B_1
	肌肉无力	
	四肢末端蚁行感	
	腓肠肌痛	
	精神错乱	维生素 B_1、尼克酸
循环系统	水肿、右心肥大	蛋白质、维生素 B_1
生殖系统	阴囊炎、阴唇炎	维生素 B_2
其　他	甲状腺肿	碘

营养素在人体内的含量是不尽相同的,它从饱和到出现缺乏症状,大体可分为 5 个阶段:①饱和;②不饱和,尚不影响机体正常功能;③不饱和且机体功能已受影响,表现为潜在的机体能力低下;④潜在性营养素缺乏,机体出现非特异性的症状;⑤出现营养素缺乏病特有的临床体征。所以,实验室检查对于营养不良不足状态的早期发现,如及时防治具有重要意义。表 3-8 示出人体营养水平的生化检验评价指标及参考值。

表 3-8　人体营养水平的生化检验评价指标及参考值

营养素	生 化 检 测 评 价 指 标 及 参 考 值
蛋白质	①血清总蛋白:60～80g/L;②血清白蛋白(A):35～50g/L;③血清球蛋白(G):20～30g/L;④白蛋白/球蛋白(A/G):1.5～2.5:1;⑤空腹血中氨基酸总量/必需氨基酸量＞2;⑥血液浓度＞1.015;⑦尿羟脯氨酸系数 72.0～2.5mmol/L;⑧游离氨基酸 4～6mg/dl 血浆,6.5～9.0mg/dl 红细胞;⑨每日必然损失 N(ONL):男 58 mg/kg,女 55 mg/kg
血　脂	①总脂:4500～7000mg/L;②甘油三酯:200～1100mg/L;③α-脂蛋白 30 %～40 %;④β-脂蛋白 60 %～70 %;⑤胆固醇 1100～2000mg/L(其中胆固醇酯 70 %～75 %);⑥游离脂肪酸:0.2～0.6mmol/L;⑦血酮＜20 mg/L

续表

营养素	生 化 检 测 评 价 指 标 及 参 考 值
钙、磷、维生素 D	①血清钙:90~110mg/L(其中游离钙:45~55mg/L);②血清无机磷;儿童 40~60mg/L,成人 30~50mg/L;③血清:Ca×P>30~40;④血清碱性磷酸酶:成人 1.5~4.0,儿童 5~15 布氏单位;⑤血浆 25-OH$_2$-D$_3$:36~150 nmol/L;1,25(OH)$_2$-D$_3$:62~156 pmol/L
铁	①全血血红蛋白浓度(g/L):成人男>120,成人女>110,儿童>120,6 岁以下小儿及孕妇>110;②血清运铁蛋白饱和度:成人>16%,儿童>7%~10%;③血清铁蛋白:40~160(g/L);④血液红细胞压积(HCT 或 PCV):男 40%~50%,女 37%~48%;⑤红细胞游离原卟啉:0.54μmol/L 红细胞;⑥血清铁:(20±9)μmol/L;⑦平均红细胞体积(MCV):80~98μm^3;⑧平均红细胞血红蛋白量(MCH)28~32 pg;⑨平均红细胞血红蛋白浓度(MCHC)0.32~0.36
锌	发锌:125~250μg/g(各地暂用:临界缺乏<110μg/g,绝对缺乏<70μg/g);血浆锌:800~1100μg/L;红细胞锌:12~14μg/L;血清碱性磷酸酶活性,见上
维生素 A	血清视黄醇:儿童>300μg/L,成人>400μg/L;血清胡萝卜素>800μg/L

	24 小时尿	4 小时负荷尿(5mg 负荷)	任意一次 尿/g 肌酐	血
维生素 B$_1$	>100μg	>200μg	>66μg	红细胞转羟乙醛酶活力 TPP 效应<16%
维生素 B$_2$	>120μg	>800μg	>80μg	>14μg/dl 红细胞
烟酸(N^1-Me)	>1.5 mg	>2.5mg(5mg 负荷)	>1.6 mg	
维生素 C	>10 mg	>3 mg(5mg 负荷)	>10 mg	>3 mg/L(血浆)
叶　酸				>3μg/L(血浆), >0.16μg/ml 红细胞

其　他	尿糖(-);尿蛋白(-);尿肌酐 0.7~1.5 g/24 h 尿;尿肌酐系数,男 23 mg/kg(体重),女 17 mg/kg(体重);全血丙酮酸 4~12.3 mg/L

第四章 不同生理条件人群的营养

第一节 孕妇的营养

妊娠是一个非常复杂、变化极其协调的生理过程,也是胚胎和胎儿在母体内发育生长的过程。从开始妊娠至妊娠终止,整个过程称为妊娠期,约 40 周。妊娠期,在胎盘产生的激素的作用下,为适应胎儿生长发育,母体各系统必须进行一系列的适应性生理变化。

一、妊娠期母体的生理变化

1. 子宫与胎盘

妊娠期子宫逐渐增大,子宫重量由孕前约 50g 增至分娩前的 1000g,约增加 20 倍。随着妊娠过程的发展,胎儿不断增大,其附着物胎盘也逐渐长大,胎盘内绒毛间隙的血流量也明显增多。

2. 乳腺

妊娠期由于大量雌激素的刺激,促进了乳腺腺管和乳腺腺泡的发育。至妊娠后期,在多种激素包括垂体生乳素、胎盘生乳素、甲状腺素等的作用下,乳腺发育逐渐完善,为产后泌乳哺喂婴儿做准备。

3. 血容量及血液成分

从妊娠期第 6 周开始血容量逐渐增加,至孕 32～34 周达高峰,平均增加 35%,约增加 1500ml。其中血浆增加较多,约 1000ml,而红细胞增加相对较少。因为血液稀释,尽管妊娠期骨髓不断产生红细胞,但仍易发生生理性贫血。由于我国孕妇膳食铁的供给量较低,吸收差,更易引起妊娠贫血。

4. 消化系统

妊娠期胃肠道蠕动减慢,张力降低,胃排空时间延长,加之胃酸及消化酶分泌减少,影响食物消化,出现上腹饱胀、胀气和便秘。

5. 新陈代谢

妊娠期孕妇体内代谢变化较大,尤其在妊娠第 4 月起,胎儿生长发育迅速,母体代谢也相应加快。例如,基础代谢率至妊娠后期可增加 15%～20%。蛋白质代谢呈正氮平衡,以储备较多蛋白质作为子宫、胎儿及乳腺发育之需。对脂肪的吸收增加,故孕妇血脂较高,且体内有较多脂肪积存,有利于泌乳,为分娩过程消耗能量做准备。但如妊娠期碳水化合物摄入不足,糖原储备减少,或产程过长等导致能量消耗过多,体内将动用脂肪产能,可使孕妇尿中酮体增加,出现酮血症。其他身体成分的代谢如水与电解质、能量以及微量元素均可发生不同程度的变化。

二、孕期营养对妇女健康的影响

1. 营养缺乏症

妊娠妇女基础代谢增强,消化道蠕动降低,消化液分泌减少,易引起消化不良和便秘,再加上妊娠早期常有食欲不振、恶心、呕吐等现象,如不注意补充营养,易致营养不良。临床上最多见的有缺钙引起的骨质软化、缺铁引起的缺铁性贫血、缺乏叶酸或维生素 B_{12} 引起的巨幼红细胞贫血等。

2. 妊娠高血压综合征

近年研究提示,妊娠高血压综合征(简称妊高征)与蛋白质和维生素的缺乏有关,补充蛋白质和热量可降低其发生率。同时,研究还发现妊高征患者的高密度脂蛋白胆固醇(HDL-C)下降,低密度脂蛋白胆固醇(LDL-C)升高,使妊高征患者抗御动脉硬化的能力大为减弱,这可能是子宫胎盘床血管急性动脉硬化病变的主要致病因素。

3. 感染

血锌含量低的孕妇比较容易感染。

三、妊娠期母体营养对胎儿发育的影响

妊娠期母体的合理营养不仅应满足母体自身孕期的生理需要和各类活动的消耗,维持自身健康,更重要的是保证胎儿的正常发育、顺利分娩及产后的乳汁分泌。其中,尤其以孕妇营养与健康对胎儿的影响最为明显。胎儿在母体中发育生长,所需的一切养料都是通过胎盘由母体供给。

妊娠期营养不良,可使胎儿和新生儿死亡率增高或新生儿体重下降(<2500g)。低体重新生儿的生命力较弱,不能经受外界环境的刺激,易引起死亡。

胎儿的骨骼和牙齿在妊娠期间即已开始钙化。妊娠期间母体的营养与婴儿期营养是否合理,将对今后一生中牙齿是否整齐、坚固有较大影响,特别是关键时期的营养,即妊娠末期至出生后 2～6 个月的营养供给,其中以钙、磷最为重要。特别是钙的营养,在孕妇妊娠后期,应比非孕妇的供给量增加 1 倍以上。妊娠期间如母体钙和磷摄入不足,胎儿必然从母体的骨骼摄取大量的钙和磷,以满足生长需要,以至于母体严重钙缺乏,发生骨质软化症。

十多年来,国内外学者研究指出,孕妇的营养还与胎儿的大脑发育与智力发展有密切关系。根据胚胎学的研究,神经系统首先在胎内发育,但大脑,尤其大脑皮层的发育是在妊娠后期和出生后第一年。因此,胎龄 12～18 周开始和出生后第一年是脑发育的关键时期,也是智力发育的关键时期。必须指出,脑器官发育有一个特点,就是细胞的增殖"一次性完成",错过了这个机会,再也无法补偿。大脑的生理功能在出生后第一年发展很快,至 4 岁时具有成年时50% 的智力,8 岁时已达成人智力的 80%。大脑和智力的发育都需要充足的营养,首先是优质蛋白质和充足的热量以及其他营养素,如果妊娠时母体营养不良或婴儿时期营养素供给不足,可影响脑细胞增殖,从而使脑细胞的数目减少,造成永久性的不可逆的中枢神经系统损害,影响智力发育和儿童心理状态。

妊娠期由于血浆容量增加较大,而红细胞数仅升高 20%,红细胞相对不足,血红蛋白浓度降低,出现生理性贫血。但也有一部分孕妇贫血是由于叶酸、维生素 B_{12} 缺乏(因为妊娠期对这两种维生素的生理需要量增加)、膳食铁摄入不足引起。孕妇贫血对于妊娠过程、胎儿生长发

育以及孕妇自身健康都有危害。孕妇低血红蛋白症导致婴儿低出生体重。孕妇贫血严重时可发生病理性产科情况,如胎盘早剥、流产、死产、畸胎、新生儿死亡、早产、妊娠毒血症以及产后出血等。孕妇贫血也会减弱免疫系统功能,影响母体的抵抗力。

四、妊娠各期的营养生理特点

1. 妊娠早期

妊娠早期是指怀孕期的前 3 个月(1~12 周)。在此期间,胚胎生长发育速度缓慢,胎盘及母体的有关组织增长变化也不明显,因此,对各种营养素的需要量比妊娠中后期相对要少。但是,妊娠早期正处于胚胎组织的分化增殖和主要器官系统的形成阶段,是胎儿发生、发育的最重要时期,任何不利因素均可使胎儿发育不良或造成先天缺陷(畸形)。动物试验表明,某种营养素或食物成分的缺乏或过量,可引起动物胚胎早期发育障碍和畸形;对人的直接观察也有报道,20 世纪 80 年代中期对印度 500 名经济水平低的妇女进行孕期及其所生部分婴儿的研究发现,孕妇患有严重骨质软化症者(维生素 D 及钙缺乏),其婴儿也出现先天性佝偻病症状及低钙血症抽搐。某些食品添加剂、食品污染物对胚胎也具有毒性作用,如某些人工合成色素、农药、N-亚硝基化合物、黄曲霉毒素、多环芳烃类、放射性物质等都对胚胎发育有不利影响。此外,早期妊娠反应,也会不同程度地影响营养素的摄入。

2. 妊娠中期

妊娠中期是指怀孕的第 13~28 周,在这期间,胎儿和母体变化明显,胎儿组织器官迅速生长发育。母体各系统也发生了巨大的适应性变化:子宫的容积扩大,乳腺增生,孕妇血浆总容量增加 50%,血中血红蛋白浓度下降,呈生理性贫血,肾小球滤过功能增强,尿素、尿酸和肌酐的排出量显著增加,尿中可出现葡萄糖、碘和较多的氨基酸;孕妇对钙需要量增加,但尿钙排出较孕前减少,钙的吸收利用率增加;孕妇体内蛋白质、糖、脂肪、矿物质等的代谢发生变化,蛋白质合成增加,并储存大量氮,肠道吸收脂肪能力加强,血脂增高,脂肪积蓄增多,母体内逐渐储留较多的钠,同时水的储留也增加,整个妊娠过程中,母体含水量约增加 6.5%~7.0%。妊娠中期对各种营养素的需要量显著增加,表现为孕妇食欲改善,饮食量增加。

3. 妊娠后期

妊娠后期即怀孕的第 29~40 周。此期母体和胎儿的营养生理特点与中期大致相似。但特别须注意的是,此期最常见的妊娠并发症是妊高征,其病因尚不明。在营养方面,某些营养物质的不足,如蛋白质和维生素的缺乏可能与之有关。对妊高征的治疗,在病因尚未清楚的情况下,饮食方面要注意以下两点:①除了并发严重的肾炎者外,一般不要限制蛋白质的摄入,其蛋白质的摄入量可与正常孕妇一样。必需脂肪酸的缺乏往往会加重妊娠中毒症状,可适当多吃植物油。②限制水分和食盐的摄入,一般轻度中毒的孕妇可自己掌握尽量减少水分的摄入,中度中毒时每天水摄入量不超过 1200ml;重度中毒时,水摄入量可按头一天尿量加上 500ml 计算摄入。食盐中的钠具有储留水分、加重水肿、收缩血管、升高血压的作用。轻度中毒时,每天的钠盐摄入量以不超过 10g 为宜;中、重度中毒时,每天的钠盐摄入量分别不超过 7g 和 3g;另外,小苏打、发酵粉、味精也含有钠,要适当限制食用。

五、孕妇的营养需要

1. 能量

孕妇妊娠期间,除了日常基础代谢,食物特别动力作用以及生活活动和劳动等三方面所消耗的能量外,还由于下列三方面情况而增加额外的能量消耗。

(1)胎儿新组织的形成及不断增大。

(2)为维持胎儿代谢而增加能量消耗。

(3)妊娠过程使基础代谢率升高,耗能要高于未孕时期。

可见,在妊娠期对热能的需要量比平时增加许多。据研究表明,孕妇平均热能增加每天约200kcal,中国营养学会 2000 年修订的孕妇能量推荐营养素摄入量为 2300kcal,即在正常轻体力活动的基础上,额外增加 200kcal。鉴于不同地区、不同民族及气候、生活习惯、劳动强度等的不同,对能量的供给主要可根据体重增减来调整:若孕前体重在标准范围内,则孕中、晚期每周增重应控制在 0.5kg,其变动范围以每周不超过 0.33~0.60kg 为宜;孕前体重轻者每周增重量可略高;而孕前体重超过正常范围者,孕期也不宜减肥,但若每周体重增重大于 0.5kg,则须注意水肿问题,若有较重水肿,应检查是否有妊高征,若无较重水肿,则表示能量摄入过高,反之,每周体重增重小于 0.33kg,则表示能量摄入不足,上述两种情况都应予以调整。

妊娠期能量不足,可导致新生儿低出生体重;但如孕妇能量摄入过多,可使新生儿出生体重超过 3500g,易发生难产。

2. 蛋白质

在整个妊娠过程中,孕妇必须摄入足够量的蛋白质,以满足母体本身代谢以及胎儿生长发育的需要。足月胎儿体内含蛋白质 400~800g,加上胎盘及孕妇自身有关组织增长的需要,共需蛋白质 900 余克,这些蛋白质均需孕妇在妊娠期间不断从食物中获得。在孕期前 4 个月孕妇进食量少,所需要的蛋白质主要从后 5 个月摄入。中国人膳食一般以摄入植物性蛋白质为主,故中国营养学会建议:孕中期宜每日增加蛋白质 15g,孕全过程约需增补 2500g 蛋白质,孕妇每日蛋白质的摄入量为:妊娠 4~6 个月增补 15g,7~9 个月增补 25g。即一个从事极轻劳动力的孕妇,在妊娠前期每天摄入 80g 蛋白质,后期摄入 90g 蛋白质。相当于每天摄入牛奶300ml,或鸡蛋两只,或瘦肉类 50g,或豆腐 200g,或豆腐干 75g,或粮谷类 200g。由于我国膳食的特点是蛋白质生理价值较低,消化吸收率不高,因此膳食中应要求有 1/3 以上为优质蛋白质,以保证母体与胎儿必需氨基酸的供给。

妊娠期间蛋白质供给不足,影响胎儿生长发育,尤其是影响胎儿中枢神经系统发育和生长,以致发生畸形。但是,妊娠期间持续高蛋白膳食,将增加孕妇消化系统、肝、肾的负担,反而不利母体健康和胎儿发育。

3. 脂类

孕妇妊娠过程及胎儿的发育,均需要有脂肪储备。在胎儿脑及神经系统发育过程中,需要适量的必需脂肪酸构成其固体成分。妊娠期间如缺乏脂类,将延缓脑细胞的分裂与增殖,还可影响脂溶性维生素的吸收。但由于孕妇的血脂已较非孕时高,如供给脂肪量过多,将使非生理性体重增加,故脂肪总量不宜增补过多。一般要求孕妇膳食脂肪占总热量以 25%~30% 为宜。

4. 矿物质

妊娠期母体对矿物质需要量均较孕前增加。妊娠期每日膳食中营养素供给分为两个阶段,即孕 4~6 个月和孕 7~9 个月。两个阶段所需补充的营养素的数值有所不同,孕后期较孕前期为高。

铁:孕期铁的需要量增加很多,除孕妇每日必须摄入一定量的铁以补充自身的消耗外,尚需储备相当数量的铁,以补偿分娩时由于失血造成铁的损失。同时,胎儿制造血液和肌肉组织需一定量的铁,因此也必须在肝脏内储存一部分铁,以供出生后 6 个月之内的消耗。孕妇铁摄入量不足时,会影响胎儿铁的储备,使婴儿期较早出现缺铁及缺铁性贫血。因此,妊娠期间应多吃含铁丰富的食物,必要时可在医生指导下加服铁剂和维生素 C 片剂。食物中的铁分为血红素铁和非血红素铁。血红素铁主要存在于动物性食物中,是与血红蛋白及肌红蛋白中的卟啉结合的铁,此种类型的铁不受植酸及磷酸的影响,是以卟啉铁的形式直接被肠黏膜上皮细胞吸收,其吸收率比非血红素铁高,一般为 11% ~25%。非血红素铁,又称离子铁,主要以 Fe^{+3} 的形式存在于植物性食物中,与其结合的有机分子有蛋白质、氨基酸和有机酸等。这种形式的铁必须先与有机部分分开,并还原成为亚铁离子后,才能被吸收。若膳食中有较多的植酸盐或磷酸盐存在,则可与铁形成不溶性铁盐而降低其吸收率。维生素 C、半胱氨酸有助于离子铁的吸收;肉类食品也有助于植物性食物中铁的吸收,这可能与有半胱氨酸存在有关,非血红素铁的吸收率较低,一般为 1% ~5%。中国营养学会建议孕妇每天铁的供给量为 28g。

钙:钙是构成骨骼、牙齿的主要成分,胎儿从母体摄取大量的钙以供生长发育。孕中期胎儿仅含 1g 钙,至孕后期约增加到 20g,在妊娠的后 3 个月中胎儿每日要积聚近 300mg 钙,孕妇本身也要存储 30g 钙以备泌乳之需。孕期母体钙的存储主要在孕期后 5 个月,每日约存储钙 200mg。故孕妇要比一般妇女每日多摄入 500mg 钙。由于中国人膳食中钙摄入普遍不足,母体平时存储钙不多,故妊娠期间都要补充钙,最好自怀孕前半期就开始多摄入钙。孕妇膳食钙摄入不足,会引起母体血钙下降,可发生小腿抽筋或手足抽搐,同时,胎儿需从母体内获取大量钙,若不能满足,则会摄取母体骨骼中的钙质,结果导致母体骨质疏松,进而产生骨质软化症,胎儿也可能产生先天性佝偻病及缺钙抽搐。许多因素影响膳食钙的吸收,如粮食中的植酸,菠菜、苋菜等蔬菜中的草酸均可妨碍钙的吸收;摄入脂肪过多,与钙形成钙皂,也妨碍其吸收;维生素 D 供给不足或晒太阳少,都容易造成钙缺乏。牛奶中的钙是食物钙的良好来源,小虾皮、鱼松、蛋类含钙也较多,豆类与豆制品、芝麻酱、海带及含草酸少的蔬菜也是膳食中钙的来源。含钙丰富的常用食物还有榛子仁(炒)、西瓜子(炒)、南瓜子(炒)、核桃仁(干)、海带(干)、发菜、银耳等。中国膳食构成以谷类及植物性食物为主,在妊娠期间更应注意钙的补充。中国营养学会建议孕妇每日钙供给量:孕中期为 1000mg,孕晚期为 1500mg。乳类食物摄入少者,宜增服钙制剂。

锌:孕妇体内锌一般比成年妇女多 400mg,总量达 1700mg,其中足月胎儿可有 60mg。从孕早期起,胎儿锌的需要量就迅速增加,胎盘及胎儿每日平均需要量为 0.75~1mg。动物试验发现,母鼠缺锌时,仔鼠骨骼发育不良,并发生畸形;孕后期缺锌,仔鼠脑体积小、脑细胞数目少。埃及、伊朗等处于缺锌地区的国家,有性腺功能不足性侏儒症及中枢神经系统畸形发生率高的报道。

中国营养学会制定的孕妇锌的供给量标准为每天 20mg,一般成年妇女为 15mg。动物性食物为锌的可靠来源,植物中的锌不易被吸收利用。

碘:人体碘大部分存在于甲状腺中,为甲状腺素 T3、T4 的成分,甲状腺素与蛋白质合成有关,能促进胎儿生长发育,孕期碘需要量增加。孕期缺碘,孕妇易发生甲状腺肿大,并影响胎儿的发育。中国营养学会制定的孕妇每天供给量标准为 175μg,美国规定的孕妇每日供给量标准为 125μg。含碘丰富的食物有海产品,如海带、紫菜、海鱼之类。

5. 维生素

孕妇对维生素的需要量增加,母体的维生素可通过胎盘进入胎儿,母体的脂溶性维生素可储存在肝内,需要时可自肝释放出供给胎儿。但如果孕妇摄入过量的脂溶性维生素,也可致胎儿中毒。水溶性维生素在体内不能储存,必须及时供给。胎儿生长发育需要大量的维生素 C,它对胎儿骨和牙齿的正常发育、造血系统的健全以及机体的抵抗力等都有促进作用,孕妇缺乏维生素 C 时易患贫血和出血,也可引起早产、流产,新生儿有出血倾向。中国营养学会建议孕妇维生素 C 的每天供给量标准为 80mg。

第二节　乳母的营养

一、分娩期及产褥期的膳食

1. 分娩期的膳食

成熟胎儿及其附属物由母体娩出体外的过程称为分娩期。在分娩过程中,产妇胃肠道消化、吸收功能均减弱。第一产程时可能有反射性呕吐,产程延长时可出现肠胀气。第一产程占分娩过程的大部分,时间较长。由于阵痛,产妇睡眠、休息和饮食均受影响,精力、体力消耗较大。为保证第二产程(娩出期)产妇能有足够的力量完成分娩的全过程,在第一产程时应鼓励产妇多摄食(尤其是初产妇更应注意),食物应清淡易消化,以淀粉类为主,结合产妇喜好,给予半流质或软食,如烩面片、挂面、饼干、蛋糕、面包、粥等,并少量多餐。在接近第二产程时,可供给果汁、藕粉、去油肉汤、蛋花汤等流质食物。产妇不愿摄食时,不必勉强,以免引起呕吐。一般第二产程较短,多数产妇不愿摄食,愿摄食者亦可按以上原则供给。

2. 产褥期的膳食

产妇自胎儿及其附属物娩出到全身器官(乳房除外)恢复至妊娠前状态,一般约需 6～8 周,此阶段称产褥期。此时,产妇需要足够的营养以补偿妊娠与分娩的消耗、生殖器官的恢复及分泌乳汁等对营养的额外需要。产妇正常分娩后稍作休息,即需进食易消化的半流质食物,一般给予糖水煮荷包蛋、挂面等。

二、产后期营养生理特点

胎儿娩出后,产妇即进入产后期或叫哺乳期。一般来说,开奶时间越早,越有利于母乳的分泌。产后 8 周以内是产妇生理变化最明显的时期,子宫缩小,恶露排出,乳腺开始分泌。产妇产后皮肤排泄功能旺盛,出汗量较多,尤其在睡眠时更为明显,又由于产后卧床较多,腹肌和盆底肌松弛,易发生便秘。又因为活动较少,进食高蛋白、高脂肪的食物较多,故易发生产后肥胖。

三、营养需要

1. 热量

根据哺乳期乳汁分泌量每日平均 800ml,每 100ml 乳汁含热能 280 kcal,母体热能转变为乳汁热能的转换率以 80% 计算,则母体为分泌乳汁应增加热能约 2800 kJ(670kcal)。由于孕期储存了一些脂肪,可用以补充部分热量。但考虑到哺育婴儿的操劳及乳母基础代谢的增加,中国营养学会建议乳母应每日较正常妇女增加热能 3347kJ(800kcal)。衡量乳母摄入热能是否充足,应以泌乳量与乳母体重为依据。若在哺乳后婴儿有满足感,能安静睡眠,在哺乳后 3～4 小时内无烦躁现象,且生长发育良好,表示乳汁质量较好;若在哺乳前后各称一次体重,则可知道一次母乳量的多少,如每次在 150ml 左右,则乳量比较充足。从乳母体重来看,如乳母较孕前消瘦,则表示能量摄入不足;如乳母储存脂肪不减,则表示能量摄入过多。

2. 蛋白质

蛋白质摄入量的多少,对乳汁分泌的数量和质量的影响最为明显。正常情况下,每天从乳汁中排出的蛋白质约为 10g,乳母摄入的蛋白质变成乳汁中的蛋白质的转换率约为 40%,蛋白质质量较差时,转换率更低。因此,中国营养学会规定乳母蛋白质的需要量每天要比正常妇女多 25g,乳母应多吃蛋类、乳类、瘦肉类、豆类及其制品,使蛋白质在量和质上能得到较好的保证。

3. 脂肪

脂肪能提供较多的热能,且婴儿的生长发育也要求乳汁中有充足的脂肪。必需脂肪酸可促进乳汁的分泌。乳汁中必需脂肪酸对于婴儿中枢神经系统的发育和脂溶性维生素的吸收都有促进作用。乳母每日脂肪的摄入量以占总热能的 20%～25% 为宜。

4. 无机盐和微量元素

乳汁中钙的含量较为稳定,每天从乳汁中排出的钙约为 300mg。当乳母的钙供给不足就会动用体内储备,引起产妇腰酸腿痛或者发生骨质软化症。中国营养学会规定乳母每日钙的供给量为 1500mg。除多食用富含钙质的食物外,也可用钙剂、骨粉等补充。

人乳中铁含量低,增加铁的摄入可以补充乳母分娩时的消耗,矫正或预防乳母贫血。但对乳汁中铁的增加并不明显,故婴儿若要补充铁还需从辅助食品中摄入。中国营养学会规定乳母每日铁的供给量标准为 28mg。

乳汁中的碘含量可因摄入碘增加而迅速上升,一般不缺乏,故乳母应用同位素碘时要谨慎,否则可累及婴儿。

5. 维生素

维生素 B 和 E 有促进乳汁分泌的作用,尤其是体内处于缺乏状态时大量补充,可使奶量增加。水溶性维生素大多数能通过乳汁排出。鉴于哺乳期对各种维生素的需要量都增加,中国营养学会规定乳母每日维生素 B_1、B_2 的供给量标准各为 2.1 mg,维生素 C 100mg,维生素 D10μg,维生素 A1200μgRE。

第三节 婴儿营养

营养是维持生命与生长、发育的物质基础。婴儿生长发育迅速、代谢旺盛,是人一生中心身健康发展的重要时期。膳食营养供给是否充足合理,不仅对童年期的体力、智力发育有直接明显的影响,而且对其成年后的身体素质和疾病的发生都有重要影响。

一、婴儿生长发育和生理特点

1. 婴儿生长发育的特点

婴儿期是人一生中生长发育最快的时期,其体重从出生时的平均 3kg,至 1 周岁时可增加

3 倍约 9kg；身长从出生时的平均 50cm 增至 1 周岁时的 75cm；出生时大脑重量约 400g，1 周岁时增至 800g，脑细胞数量和体积增大；神经细胞突触增长，分支数目增多；骨骼、肌肉增大加长；体内各器官增重、增大，功能逐渐完善。

2．婴儿消化系统的特点

婴儿口腔黏膜柔软，舌短而宽，有助于吸吮乳头。新生儿出生后 3～4 个月，唾液腺才逐渐发育完全，唾液量分泌增加，淀粉酶含量增多，消化能力增强。胃呈水平位，贲门括约肌发育不完善，而幽门肌肉发育良好，喂奶后略受震动或吞入空气后，容易溢奶。婴儿胃液成分与成人基本相同，有胃酸、胃蛋白酶和胃凝乳酶，利于乳汁凝固消化。婴儿肠管总长度约为身长的 6倍（成人为 4.5 米），但肠壁腺体少，消化酶功能弱，消化道蠕动调节不稳定，易受气候变化、食物性质改变及肠道感染而出现腹泻、呕吐等胃肠功能紊乱现象。婴儿在营养需求和胃肠道消化吸收能力方面十分协调，因此安排婴儿饮食喂养时有一定难度，必须根据婴儿的生理特点精心安排，以利于乳汁的消化吸收，满足其营养需求，预防疾病。

二、婴儿营养需要

1．能量

婴幼儿的能量消耗主要有以下 5 个方面。

（1）基础代谢：婴幼儿基础代谢包括生长发育所需能量，约占总能量消耗的 60%。1 岁以内每天为 55kcal/kg 体重，7 岁以内每天为 44kcal/kg 体重，12～13 岁与成人接近，每天 30 kcal/kg 体重。

（2）食物特殊动力作用：婴儿期约占能量消耗的 7%～8%，喂人乳较喂牛奶和混合喂养能量消耗高。

（3）活动所需：包括吸奶、啼哭、手足活动等所需能量，能量需要量取决于活动的类型、程度。好哭多动的婴幼儿比年龄相仿的安静孩子能量需要高 3～4 倍。1 岁以内婴儿活动所需能量平均每天为 15～20kcal/kg 体重，12 岁时平均每天为 30kcal/kg 体重。

（4）生长需要：为婴幼儿所特有的能量消耗，它与生长速率成正比；每增加 1g 新组织需 4.4～5.7kcal，如能量供给不足，可导致生长发育迟缓。出生头几个月，生长所需能量占总能量的 25%～30%，1 岁以上占 15%～16%。

（5）排泄消耗：为部分未经消化吸收的食物排出体外所需能量，约占基础代谢的 10%。

中国营养学会推荐的婴儿能量 RDA 为：初生儿至 6 个月婴儿，不分性别，每天为 120kcal/kg 体重；7～12 个月婴儿，不分性别，每天 100kcal/kg 体重。

2．蛋白质

婴幼儿是儿童时期生长发育最快的阶段。婴儿越小，生长过程进行得越快，需要的蛋白质也越多。出生头 2 个月，50% 蛋白质用于长身体。1 岁以后生长速度下降，约有 11% 的蛋白质用于生长发育。儿童摄入的蛋白质不仅要数量充足，而且质量要好，以满足对必需氨基酸的需要。婴儿氨基酸的需要量，按单位体重计算较成人高。婴儿需要的氨基酸有异亮氨酸、亮氨酸、蛋氨酸、苯丙氨酸、赖氨酸、色氨酸、缬氨酸和组氨酸 9 种。婴儿半胱亚磺酸脱羧酶活性较低，牛磺酸的合成量不足，必须从膳食中补充，因此牛磺酸是条件必需氨基酸。牛磺酸有多种生理功能，如参与脂类消化吸收、维护细胞膜功能、促进脑神经细胞和视网膜光感受器的成熟和分化等。中国营养学会制定的蛋白质 RDA：1 岁以内婴儿蛋白质供给量每天每千克体重为2～4g。如为母乳喂养每千克体重 2g，以牛乳喂养者每千克体重 3.5g，混合喂养者每千克体重 4g。蛋白质代谢产物——尿素,构成肾溶质。婴儿的肾脏功能发育尚未完善,蛋白质摄入量过高,肾溶质的量增加,肾负荷增大,使肾脏发育和功能受到损害。成熟母乳中蛋白质密度为 1.5～1.6g/100kcal,为婴儿所适宜;婴儿配方奶和牛奶中蛋白质密度应控制在 1.8g/100kcal,以避免加重婴儿肾脏负荷。

婴儿喂养不当,可发生蛋白质缺乏症,影响生长发育,特别是影响大脑的发育;同时,还可使婴儿体重增长缓慢、肌肉松弛、贫血、免疫功能降低,甚至发生营养不良性水肿。

3. 脂肪

脂肪是婴幼儿能量和必需脂肪酸的重要来源。中国 RDA 推荐每天脂肪摄入量占总能量的比例为:初生儿至 6 个月婴儿占 45%,7～12 个月婴儿占 30%～40%。必需脂肪酸为生长发育所必需,对婴幼儿神经髓鞘的形成和大脑及视网膜光感受器的发育和成熟具有非常重要的作用。婴幼儿对必需脂肪酸缺乏较敏感。亚油酸属必需脂肪酸,亚油酸的作用主要是促进生长发育,维持生殖功能和皮肤健康。亚麻酸对生长和生殖不是必需的成分,其主要作用是促进大脑发育和维持视觉功能。婴儿应供给数量充足和比例适宜的必需脂肪酸。

4. 碳水化合物

碳水化合物是主要的供能营养素,有助于完成脂肪氧化和节约蛋白质作用,并且还是脑代谢的物质基础。婴儿在出生后即能消化乳糖、蔗糖、果糖、葡萄糖,但缺乏淀粉酶,故淀粉类食物应在 3～4 个月后添加。婴儿碳水化合物供能占总能量的 40%～50%,随着年龄增长,碳水化合物供能占总能量的比例上升至 50%～60%。

5. 无机盐和微量元素

初生婴儿体内钙含量约 25g(占体重的 0.8%),至成人时达 900～1200g(相当体重的1.5%),说明生长过程中体内需要存留大量的钙。钙是骨骼和牙齿的重要成分,在骨骼和牙齿发育形成的关键时期,钙缺乏所导致的损害是不可逆转的。中国 RDA 规定,初生至 6 个月婴儿钙每日供给量为 400mg,7～12 个月婴儿为 600mg。生长速度快、个头大的婴幼儿对钙的需要量更多。初生至 4 个月之内的婴儿体内有一定数量的铁储存,4 个月后体内储存的铁逐渐耗尽,即应开始添加含铁辅助食品。人工喂养婴儿 3 个月后即应补充铁。可选择含铁丰富的食品,如强化铁的婴儿米粉、动物肝脏、蛋黄等。中国 RDA 推荐量,婴儿及各年龄组儿童铁供给量均为 10mg。锌是核酸代谢和蛋白质合成过程中重要的辅酶成分。婴幼儿期间缺乏锌会导致食欲不振、味觉异常、异食癖、生长发育迟缓、性发育不全、大脑和智力发育受损等。婴儿体内没有锌储备,需要由食物供给充足的锌。母乳中锌含量及其生物利用率均高于牛奶,故母乳喂养儿血浆锌水平高于牛奶喂养儿。海产品、肉禽等动物食品锌含量高,利用率也高,是锌的良好食物来源。

6. 维生素

(1)维生素 A 与机体生长、骨骼发育、生殖功能、视觉功能和抗感染有关。维生素 A 缺乏主要与断奶后缺乏动物性食物和新鲜绿叶蔬菜水果供给有关。为预防婴幼儿维生素 A 缺乏,应提倡母乳喂养,必要时给予维生素 A 制剂,并适时供给含维生素 A 和胡萝卜素丰富的食物。

(2)婴儿以乳类为主食,无论是母乳还是牛奶,维生素 D 含量均低。所以,婴儿应补充适量鱼肝油并经常晒太阳,以预防佝偻病。补充维生素 A、D 制剂时应注意剂量,以免摄入过量导致中毒。

(3)胎盘运转维生素 E 效率较低,胎儿和新生儿组织中维生素 E 储存少,早产儿的储存更少。婴儿体内维生素 E 水平低下,细胞膜上多不饱和脂肪酸易遭氧化破坏,细胞容易破裂,寿命缩短,引起溶血性贫血、水肿、皮肤损伤等。补充维生素 E 可减少溶血,使血红蛋白恢复到正常。婴儿维生素 E 需要量每天为 3mg,通常可从母乳中获得。牛奶中维生素 E 的含量季节性变化较大,冬春季含量最低。婴儿配方奶中如含较高的多不饱和脂肪酸,可使维生素 E 的耐量降低,因此,要增加维生素 E 的供给量,以免发生维生素 E 缺乏。

(4)新生儿和婴幼儿尤其是纯母乳喂养儿较易出现维生素 K 缺乏,因为婴儿出生时几乎无维生素 K 储备,出生的最初几天,肠道无细菌,不能合成维生素 K,母乳中维生素 K 较牛奶低,因此单纯母乳喂养的婴儿缺乏维生素 K 的危险性更大。美国等国家主张给新生儿一次性肌注维生素 K 0.5~1.0mg 作为保护性措施。同时,要注意在饮食中补充(如菜泥、菜汁)和强化维生素 K 的食品。

(5)母乳喂养的婴儿一般不易缺乏维生素 C,但牛奶喂养的婴儿较易发生维生素 C 缺乏,因为牛奶中维生素 C 含量较低,经加热煮沸后维生素 C 多被破坏。婴儿坏血病多见于在出生后的半年或 1 年中以单纯牛奶喂养的婴儿,所以要特别注意维生素 C 的补充。婴儿 4 周后即可喂给菜汤和果汁等。

(6)B 族维生素多能通过乳腺分泌,如乳母膳食平衡,乳量充足,一般不会发生缺乏。但随着生活水平的提高,食用较多的精制加工米面,乳母可发生维生素 B_1 缺乏,乳汁中分泌量相应减少,可导致婴儿维生素 B_1 缺乏而引起脚气病,严重者会出现心力衰竭、抽搐、昏迷等症状。

三、婴儿喂养

婴儿喂养可分为三种方式:母乳喂养,人工喂养,混合喂养。

1. 母乳喂养

母乳是 4~6 个月以内婴儿最适宜、最良好的天然食物。乳汁分期:母乳可分为初乳(出生后 5~7 天内)、过渡乳(7~15 天)、成熟乳(15 天以后分泌的乳汁)。初乳富含抗体蛋白,尤其是分泌型免疫球蛋白 A,能够对抗多种肠道细菌和过滤性病毒,对预防婴儿消化道和呼吸道感染具有积极意义。

母乳喂养优点:①消化吸收利用率高。母乳蛋白质含量低于牛奶,但利用率高。母乳以乳清蛋白为主,与酪蛋白的比值为 60:40,而牛奶中为 20:80。乳清蛋白在胃酸作用下,形成小而柔软的絮状凝块,容易为婴儿消化吸收。母乳中必需氨基酸组成好,牛磺酸含量较高。此外,脂肪颗粒小,比牛奶中的脂肪更易被消化吸收,且含丰富的必需脂肪酸和长链多不饱和脂肪酸,有利于中枢神经系统和大脑发育。母乳中钙含量适宜,肾溶质负荷较小。铁和锌的生物利用率都高于牛奶。②含大量免疫物质。各种免疫球蛋白,具有抗肠道微生物和异物的作用。乳铁蛋白,与细菌竞争铁,抑制细菌代谢和繁殖;溶菌酶,具有杀菌消炎作用。免疫活性细胞,增强免疫功能;双歧因子和低聚糖,促进双歧杆菌生长,降低肠道 pH 值,抑制腐败菌生长。③经济、卫生、方便。④促进产后恢复,增进母婴交流。

2. 人工喂养

因各种原因母亲不能以母乳喂养婴儿时,则可采用牛奶或其他代乳品喂养婴儿。过去常用鲜牛奶或全脂奶粉喂养婴儿,但现在认为婴幼儿不适合饮用新鲜牛奶或全脂奶粉。因为,它们含蛋白质、钙、钠、钾成分较高,肾溶质负荷大;铁、维生素 C、维生素 D 等含量不足,不能完全满足婴儿的营养需要和生理特点。脱脂奶粉也不宜喂养婴儿,因为其脂肪缺乏,能量供给不足,可影响婴儿生长发育;脱脂奶蛋白质密度过高,肾溶质高,可加重婴儿肾脏负担;脂肪缺乏,可造成必需脂肪酸供给不足,并影响脂溶性维生素的吸收利用。婴儿配方奶粉的特点是在牛奶的基础上,添加乳清蛋白和乳糖,降低酪蛋白,脱去部分脂肪,代之以植物油,添加维生素、无机盐和微量元素。婴儿配方奶粉的营养成分与母乳比较接近,较易消化吸收,是人工喂养婴儿良好的营养来源。但配方奶粉中缺乏母乳中特有的免疫因子和生物活性物质。

3. 混合喂养

母乳不足时,可用婴儿配方奶粉或牛奶补充进行混合喂养,期间先喂母乳,再喂其他乳品,每天必须喂母乳3次以上。让婴儿按时吮吸乳头,刺激乳汁分泌。

4. 断奶食品

断奶是指从母乳为惟一食物过渡到母乳和母乳以外的食物,以满足婴儿全部营养需要的过程。无论是何种形式的喂养,均须及时正确地添加辅食。断奶期的食品统称为婴儿辅助食品或断奶食品。

添加辅助食品目的:①满足婴儿生长发育需要。随婴儿的逐渐长大,光靠乳类食品难以满足婴儿生长发育和营养的需要,必须从其他食物中补充。过晚添加辅食,使婴儿生长发育速度减慢。中国婴儿出生时体重(平均为3～3.2kg)和出生后0～4个月内的体重增长曲线与发达国家接近,但4～5个月后,曲线趋平,婴儿生长速度减慢,有些婴儿还可发生缺铁性贫血,锌、维生素A和维生素D等营养素缺乏。其主要原因是因为未能及时添加辅助食品。②为断乳做准备。从吃奶到幼儿饮食需要一个过渡阶段和适应过程,大约为半年或更长。此阶段逐步增加食物的品种和形式,训练孩子的吞咽能力和咀嚼能力,促进牙齿的萌出,养成咀嚼习惯。

辅助食品添加次序:新生儿2～4周起,首先添加鱼肝油1滴,6周起添加含维生素C果汁、菜汁。如人工喂养,应提前3～4周添加;3、4个月添加含铁丰富的食物如蛋黄,先用1/4只,以后逐渐加大量;4～5个月添加米糊、奶糕,并逐渐加菜泥、果泥、鱼泥;6个月起,可加饼干,训练幼儿咀嚼食物的能力;8个月起,可加肝泥或肉末。蔬菜应在水果之前添加,避免喂养上的困难,因为婴儿喜爱甜味,如先加水果就会拒绝蔬菜。

固体食物的添加顺序应是:谷类→蔬菜→水果→鱼肉类。断奶过程中应补充其他奶制品。

添加辅助食品的原则:①符合婴儿消化能力和营养需要;②逐步适应,从稀到稠,从少到多,从细到粗;③习惯一种后再添另一种;④婴儿健康时添加;⑤避免高糖、高盐和高调味品的食物;⑥辅食以小匙喂给。

第四节　幼儿营养

幼儿是指1～3岁的儿童。幼儿生长发育迅速,代谢旺盛,是人一生中心身健康发展的重要时期。膳食营养供给是否充足合理,不仅对童年期体力、智力发育有直接明显影响,而且对其成年后的身体素质和疾病的发生都有重要影响。

一、幼儿生长发育特点

幼儿生长发育呈稳步增长趋势;食物由乳汁过渡到各种食物混合的固体膳食,但咀嚼与胃肠消化能力尚未健全,喂养不当易发生消化紊乱;是培养与建立良好饮食习惯的重要阶段。

二、幼儿营养现状和存在的主要问题

蛋白质、脂肪摄入量明显增高,大多超过每日营养素推荐供给量标准;钙、维生素A、维生

素 B_1 和维生素 B_2 等普遍摄入不足;偏食挑食现象比较普遍,饮食难以全面均衡。

三、幼儿饮食指导

幼儿饮食强调奶制品,每日不少于 200～400ml;粮食、鱼肉蛋、蔬菜水果不可偏废,饮食全面均衡;尽可能为幼儿单独加工食物,食物要碎、软、烂,并注意改善食物的色、香、味;多吃新鲜蔬菜水果,少食用烟熏、油炸食品;养成良好饮食习惯,饮食定时定量,吃饭不分散注意力,细嚼慢咽,不挑食,不厌食,不乱吃零食,少喝饮料,多喝白开水;注意饮食卫生。

第五节　儿童、青少年营养

儿童包括学龄前期(3～6 岁)和小学阶段的儿童(大约 6～12 岁),此期的生长呈波浪式上升,年平均身高增加 4～5cm,体重增加 1.5～2kg,大脑和神经系统处于增长与不断完善中。12～18 岁进入青春发育期,在心理和生理上将发生一系列变化,各个器官逐渐发育成熟,思维能力活跃,是人一生中长身体、长知识的最主要时期。其生长速度、性成熟程度、学习能力、运动成绩和劳动效率都与营养状况有密切关系。儿童青少年时期是对营养需要最多的时期,对能量营养素缺乏或不足也最为敏感。营养对其生长发育、身体健康和智力发展以及学习运动成绩有重要影响。

一、儿童的生理特点和营养需要特点

儿童组织器官尚未发育成熟,咀嚼和消化不及成人,肠道对粗糙食物比较敏感,因此,学龄前儿童的食物应质地细软易于消化。随着年龄增长,逐渐增加食物的种类和数量。

儿童肝糖原储存不多,但又因活泼好动,所以容易饥饿,应适当增加餐次,在三餐之外添加两次点心。

饮食调配注意多样化,食物感官良好,在色、香、味方面引起儿童食欲;主副食品合理搭配,达到营养平衡;培养良好的饮食习惯和卫生习惯;吃好早餐,合理选择零食。

二、青少年的营养需要特点

保证蛋白质和能量的供应,满足青少年快速生长发育的需要,提高抗病能力。摄入充足的奶类和大豆食品,提供钙、磷,满足骨骼迅速生长的需要。每日保证一杯奶(250ml),可获得250mg 钙,对儿童青少年发育非常重要。增加鱼、肉、禽类食物,提供血红素铁,同时摄入充足的维生素 C,以利于合成红细胞和血红蛋白,扩增血容量。充足的维生素 A 是视觉功能和骨骼生长所必需,并有助于提高抗病能力。B 族维生素对体内代谢活动、酶的活力、细胞和神经组织的功能维护有重要作用。

三、青少年营养膳食安排

青少年膳食应品种多样化,以粮谷为主,保证肉、鱼、蛋、奶和豆类,以及充足的新鲜蔬菜水果的摄入。早餐要吃好吃饱,数量和营养素摄入量应相当于全日量的 1/3。研究表明,早餐吃得不好或不吃早餐的学生,容易饥饿,上课不专心,影响学习效率。午餐是一天中重要的一餐,既要补充上午的消耗,也要为下午的学习和活动作储备。晚餐不宜过于丰盛,因晚饭后能量消

耗一般不大,距睡觉时间较近。如晚餐过于丰盛,可影响睡眠和健康,过高的能量可转化为脂肪在体内堆积而导致体重过重或肥胖。

加强营养教育,使青少年懂得平衡膳食和合理营养的重要性,培养与建立良好饮食习惯,提高自我保健能力,做到不挑食、不偏食。中小学生大都爱吃零食,零食不是不可以吃,但不可以多吃。零食的种类也很重要,高糖分的饮料、糖果等吃多了,可影响正餐,并容易发胖。如在两餐之间吃些水果、硬果类食物对补充营养是有益的。

第六节　老年营养

随着社会经济和医疗保健事业的发展,人类平均寿命的延长已成为总的趋势。据世界卫生组织公布,1998年世界平均期望寿命已达到66岁,至2000年60岁以上人口约为5.8亿,占总人口的9.6%,至2025年世界平均期望寿命可达77岁。中国1999年60岁以上人口已占总人口的10%,至2000年65岁以上人口占总人口的7%,按国际通例标准已进入"老龄社会"。

一、老年人的生理代谢特点

1.基础代谢率

老年人的基础代谢较年轻时为低,基础代谢率随年龄的增长而降低。40岁以后的热能供给量每增加10岁下降5%。因此,老年人的能量供给应适当减少,如能量摄入过多,会引起超重和肥胖,易发生恶性肿瘤(结肠癌、乳腺癌、前列腺癌、胰腺癌等)、心脑血管疾病、糖尿病等,但能量供给不足易引起消瘦,易患呼吸道疾病等,故应保持正常的体重,保持能量的平衡。

2.心血管系统

老年人的脂质代谢能力降低,易出现血甘油三酯、总胆固醇升高,损伤动脉内皮细胞,造成动脉粥样硬化,使血管壁弹性降低,管腔变窄,血流阻力增加,肺活量及心搏输出量减少,组织供血、供氧减少。老年人在营养素的供给上应适当控制脂肪和胆固醇的摄入量,重视摄入脂肪酸的比例。单不饱和脂肪酸有改善血脂水平的作用,多不饱和脂肪酸中n-3系的20碳五烯酸(EPA)有改善血小板凝集、防止动脉粥样硬化的作用。饱和脂肪酸、单不饱和脂肪酸和多不饱和脂肪酸之间,应有一定的比例;n-3系脂肪酸和n-6系脂肪酸之间亦应有一定的比例。

3.消化系统

老年人味觉功能减退、味蕾减少。75岁老人味蕾数比30岁年轻人下降36%。味蕾的生长与微量元素锌和维生素A有关,老年人往往锌和维生素A不足,应当重视合理摄入。老年人胃、肠、胰的消化酶分泌均趋减少,消化功能降低。选择食物应柔软和易消化。胃肠运动功能减退易引起老年性便秘,增加膳食纤维的摄入,即能增加容量和水分,刺激肠蠕动,防止便秘,亦有利于胆汁的分泌和排泄。

4.免疫功能

老年人随着年龄的增长,抵抗能力下降,易患感冒,且呼吸道感染不易治愈,因此,老年人提高免疫功能尤为重要。老年人宜增加食用菌类食物的摄入,因为食用菌类食物富含维生素及膳食纤维,且含有丰富的菌类多糖(如香菇含香菇多糖),有提高人体免疫功能的作用。

5.神经系统

老年人随着年龄的增长,神经细胞数逐渐减少。60岁以后神经细胞数明显减少。60岁以上老年人的脑细胞一般减少10%～17%,有的甚至减少25%～30%,神经的传导速度也下降

10％。因此,老年人易出现精神活动能力降低,记忆力减退,易疲劳,动作缓慢等。锌、22碳六烯酸、牛磺酸、卵磷脂等都与脑的营养有关。卵磷脂中的胆碱可合成乙酰胆碱,它是神经传导的介质,乙酰胆碱减少即可引起神经传导缓慢。老年人应多摄入含有这些物质的食物。

6. 骨骼系统

老年人骨密度降低。随着年龄增长,骨质疏松的发生率增高,尤其是女性。由于骨质疏松,牙槽骨的萎缩,老年人的牙齿容易摇动、脱落。骨质疏松的原因与内分泌激素的减少、钙与维生素 D 的摄入不足以及缺少体育锻炼等多种因素有关。

二、老年人的营养需要特点

1. 能量

维持理想的体重使摄入的能量与消耗的能量保持平衡,老年人基础代谢率降低及活动量减少,所需要的能量供应也相应减少。当老年人摄入的能量超过维持机体能量代谢平衡的需要量时,会使体脂占体重的百分比不断增加,形成超重和肥胖。老年人应维持理想的体重,使摄入的能量与消耗的能量保持平衡。理想体重的常用计算公式:

$$身高(cm) - 105 \quad 或 \quad [身高(cm) - 100] \times 0.9$$

体重与理想体重相差在 10％ 以内的为正常,超过标准的 10％ 以上为超重,超过 20％ 属肥胖。相反,低于理想体重 10％ 者属体重偏轻,低于标准 20％ 者为消瘦。近来,国际国内对人体营养状况常用的指标是体质指数。体质指数公式:体重(kg)/身高(m)^2。体质指数的正常范围为 $18.5 \sim 25$。

2. 蛋白质

一般认为,老年人体氮含量减少,机体蛋白质的合成率降低。老年人(59～70 岁)单位体重的蛋白质合成率低,以每天每千克体重计算老年人蛋白质的合成率则只相当于青年人的 63％。老年人的肌蛋白的分解率也比青年人低。

对老年人的蛋白质的需要量有两种看法:①应高于青壮年,理由是机体对蛋白质的利用率低,分解大于合成。为补偿机体消耗,维持正常代谢,增强抵抗力需要足够的量。②与青壮年没有差别,但氮平衡不能肯定随年龄增加而需要增加,高蛋白会增加胃肠道、肝、肾脏的负担。一般认为老年人的蛋白质摄入量应高于一般成年人,每日摄入量为 1.27g/kg 体重,蛋白质应占能量的 15％。因为蛋白质低易增加脑卒中的发病和胃癌的危险性,对牙周组织的修复也十分重要,且老年人的消化吸收率差,应增加优质蛋白质,如奶类、豆类、鱼虾类、肉类等,并作膳食加工使之有利于吸收和利用。优质蛋白质应为总蛋白质摄入量的 40％。

3. 脂肪

老年人随着年龄的增长,人体总脂肪明显增加,其中主要是胆固醇的增加,甘油三酯和游离脂肪酸亦有增加。脂肪和胆固醇摄入过多,易引起血中胆固醇,特别是氧化的低密度脂蛋白胆固醇增加,造成动脉粥样硬化,增加心脑血管疾病的发生。脂肪的摄入量亦与结肠癌、乳腺癌、前列腺癌、胰腺癌的死亡率成正相关。因此,老年人的脂肪摄入量以占总热能的 20％ ～ 30％ 为宜。饱和脂肪酸、单不饱和脂肪酸、多不饱和脂肪酸之比例为 1:1:1,n-3 系脂肪酸与 n-6 系脂肪酸之比 1:4 为宜。胆固醇的摄入量宜小于 300mg/d。一些含胆固醇高的食物为动物脑、肝、肾、鱼卵、蟹黄、蛋黄等食物,不宜多食。

4. 碳水化合物

老年人的糖耐量能力降低,血糖的调节作用减弱,容易使血糖增高。所以碳水化合物中以淀粉为佳,淀粉能促进肠道中胆酸及胆固醇的排泄。老年人的碳水化合物摄入应占总能量55%～65%为宜。碳水化合物中有些不能被人体消化吸收的膳食纤维树胶和海藻酸盐等,可以增加粪便的体积,促进肠道蠕动,对降低血脂、血糖和预防结肠癌、乳腺癌有良好作用。膳食纤维的适宜摄入量为30g/d。此外,不少食物中的多糖类物质,如枸杞多糖,香菇多糖等,有提高机体免疫功能和促进肠内双歧杆菌生长的作用,有益于老年人的健康长寿。膳食纤维的主要来源为新鲜蔬菜和水果,每天需要500g左右。

5. 维生素

老年人的生理机能下降,特别是抗氧化功能和免疫功能下降,因此维持充足的维生素需要量是十分重要的。人体老化的种种表现似乎与维生素缺乏有类似的表现。维生素A和类胡萝卜素的摄入量充足,有降低肺癌发生的作用;维生素D的补充有利于防止老年人的骨质疏松症;维生素E是一种天然的脂溶性抗氧化剂,能防止多不饱和脂肪酸氧化,预防体内过氧化物的生成,有延缓衰老的作用。B族维生素是构成体内生化代谢重要的辅酶。维生素 B_1 缺乏可发生脚气病。维生素 B_2 缺乏,可引起口炎、唇炎和舌炎,尼克酸的缺乏可出现癞皮病。维生素 B_6 还能提高硒的生物利用率。叶酸和维生素 B_{12} 能促进红细胞的生成,对防止老年性贫血有利;叶酸有利于胃肠黏膜正常生长,有利于预防消化道肿瘤。维生素C是水溶性的抗氧化剂,对保护血管壁的完整性、改善脂质代谢和预防动脉粥样硬化方面有良好的作用。

6. 无机盐

无机盐中微量元素与心血管疾病及脑血管疾病的关系,近年来越来越引起人们的重视。其中铬和锰具有防止脂质代谢的失常和动脉粥样硬化的作用。镁具有抗动脉粥样硬化的作用,这可能与改善脂质代谢和凝血机制,以及防止动脉壁损伤等功能有关。此外,镁对心肌的结构和功能也起良好的作用。钠与高血压发病有密切关系,也和脑卒中有关。老年人容易发生骨质疏松及血红蛋白合成降低,因此钙和铁的补充应适当充足。锌是组成多种金属酶的重要成分。锌的缺乏会影响酶的活性,影响生理功能,如味蕾生长和食欲等。

三、老年人的膳食保健措施

老年人的膳食保健措施为:

(1)控制总能量摄入,饮食饥饱适中,保持理想体重,防止肥胖。BMI宜在18.5～25。

(2)控制脂肪摄入,脂肪占总能量的20%～30%,饱和脂肪酸、单不饱和脂肪酸和多不饱和脂肪酸的比例为1:1:1,n-3系脂肪酸和n-6系脂肪酸比例为1:4。

(3)蛋白质要以优质蛋白质为主,荤素合理搭配,提倡多吃奶类、豆类和鱼类蛋白。每日宜食250ml牛奶,大豆或其制品25～50克。

(4)碳水化合物以淀粉为主,重视膳食纤维和多糖类物质的摄入。

(5)吃新鲜蔬菜水果,多食抗氧化营养素(β-胡萝卜素、维生素E、维生素C和硒等)。每天宜食新鲜蔬菜500g。

(6)补充充足的钙、铁、锌;食盐摄入每天应少于6g。

(7)食物搭配要多样化,烹调要注意色香味、柔软,不吃油炸、烟熏、腌制的食物。

(8)少食多餐,不暴饮暴食。

(9)不吸烟,不饮烈性酒。

第五章　营养与疾病

第一节　膳食营养与动脉粥样硬化

一、膳食脂类与动脉粥样硬化

大量流行病学研究表明,膳食脂肪摄入总量,尤其是饱和脂肪酸的摄入量与动脉粥样硬化的发病率呈正相关。脂肪酸的组成对血脂水平的影响是不同的,食用含饱和脂肪酸高的食物可导致血胆固醇水平升高。此外,饱和脂肪酸碳链的长短对血脂的影响也不一样。一般短链脂肪酸和硬脂酸对血胆固醇影响很小,而中链脂肪酸如豆蔻酸、月桂酸和棕榈酸有使血脂升高的作用。富含单不饱和脂肪酸的膳食油脂,如橄榄油和茶油的油脂,能降低血清总胆固醇和LDL,且不降低 HDL。

多不饱和脂肪酸根据第一个双键位于距甲基的碳原子的位置不同,分为 n-6 系列和 n-3 系列。n-6 系列的多不饱和脂肪酸主要是亚油酸,大部分来源于植物油,n-3 系列的多不饱和脂肪酸主要来源于海产动物的脂肪,如鱼油、海豹油。海狗油中所含的 EPA(C20:5)和 DHA(C22:6)为多不饱和脂肪酸。此外,苏子油和豆油、菜籽油中的 n-亚麻酸(C18:3)在体内经碳链延长和去饱和作用也可以转化为 EPA 和 DHA。目前研究发现,EPA 和 DHA 具有明显降低甘油三酯的作用,因为它们阻碍了甘油三酯掺入到肝的 VLDL 颗粒中,引起血甘油三酯的降低,此外,EPA 和 DHA 还具有降低血浆总胆固醇,增加高密度脂蛋白的作用。EPA 还具有较强的抗血小板凝集作用,因此在预防血栓形成上有重要意义。流行病学调查也发现,大量食用海鱼的爱斯基摩人心血管疾病的发病率远低于摄入脂肪较高的西欧人。

人体内的胆固醇有外源性和内源性两种。外源性胆固醇约 30%～40%,直接来源于膳食;其余大部分内源性胆固醇是在肝脏内合成,合成的速度除受激素的调节外,摄入的胆固醇可反馈地抑制肝脏胆固醇合成的限制酶——HMG-CoA 还原酶的活性,使体内胆固醇含量维持在适宜的水平。但是小肠黏膜细胞缺乏这种调节机制,所以当大量摄入胆固醇时,血胆固醇仍会增高。

膳食胆固醇可影响血中胆固醇水平,并增加心脑血管疾病发生的危险。但是目前尚不完全清楚人体对膳食胆固醇反应的特点,通常胆固醇含量较高的动物性食物,饱和脂肪酸的含量也较高(除鱼油例外)。此外,膳食胆固醇的形式、膳食类型、膳食脂肪含量等因素都会对血胆固醇水平产生不同的影响。一般是增加膳食胆固醇水平可使血胆固醇浓度升高。

磷脂包括卵磷脂、脑磷脂和神经磷脂等。磷脂是一种强乳化剂,能使血液中的胆固醇颗粒变小,并保持悬浮状态,从而有利于胆固醇透过血管壁为组织所利用,使血液中胆固醇浓度降低,并降低血液的黏稠度,避免胆固醇在血管壁沉积,故有利于防治动脉粥样硬化。

二、膳食热能、碳水化合物与动脉粥样硬化

当人体长期摄入的热量超过消耗量时,多余的能量就会转化为脂肪组织,储存于身体的各组织中,形成肥胖。膳食中碳水化合物摄入过多,除引起肥胖外,还可直接诱发高脂血症,尤其是Ⅳ型高脂血症,主要表现为血浆 VLDL 和甘油三酯增高,这是肝脏利用多余的碳水化合物合成甘油三酯增多所致。由于我国膳食中碳水化合物含量较高,所以人群中高甘油三酯血症较为常见。高脂血症和肥胖者冠心病、糖尿病和高血压的发病率较正常人高。

三、维生素与动脉粥样硬化

维生素 E 具有防治心血管病的作用。维生素 E 能降低血浆 LDL 的含量,增加 HDL 水平;维生素 E 还可促进花生四烯酸转变为前列腺素,后者有扩张血管、抑制血小板凝集的作用。预防动脉粥样硬化应增加不饱和脂肪酸的摄取,为防止不饱和脂肪酸引起的过氧化作用,应适当增加维生素 E 的摄入量。一般每克不饱和脂肪酸需 0.6mg 维生素 E。

维生素 C 可使血液胆固醇水平降低,使血管韧性增加、脆性降低,防止血管出血,同时可防止不饱和脂肪酸过氧化。维生素 C 还可使维生素 E 还原为具有抗氧化作用的形式。

此外,当维生素 B_6、叶酸和维生素 B_{12} 缺乏时,易发生动脉粥样硬化及血栓形成。维生素 B_{12}、叶酸、维生素 A 和 β-胡萝卜素等可抑制体内脂质过氧化、降低血脂。

四、膳食纤维与动脉粥样硬化

大量研究发现,膳食纤维的摄入量与冠心病的发病率和死亡率呈显著负相关。大多数可溶性膳食纤维可降低血浆胆固醇水平和肝胆固醇水平。可溶性膳食纤维主要存在于大麦、燕麦麸、豆类、蔬菜和水果中。膳食纤维可使肠内容物的黏度增大,阻碍脂肪酸和胆固醇的吸收,从而降低血胆固醇。

五、无机盐、微量元素与动脉粥样硬化

镁对心血管系统具有保护作用。镁具有降低血胆固醇水平,降低冠状动脉张力,增加冠状动脉血流和保护心肌细胞完整性的功能。镁缺乏可引起心肌坏死,冠状动脉血流量降低,血液易凝固和动脉硬化。

动物实验发现,当饲料中缺钙可引起血胆固醇和甘油三酯升高,而补钙后可恢复正常。

铬缺乏可引起糖代谢和脂代谢紊乱,导致糖耐量降低,组织对胰岛素的反应降低。铬缺乏可引起血清胆固醇增加,动脉受损,补充铬后可使血甘油三酯、血胆固醇、低密度脂蛋白胆固醇水平降低,而高密度脂蛋白胆固醇升高。

钠与高血压的发病有关,限制每日膳食摄入的食盐量可使高血压患者血压下降,而高血压是动脉粥样硬化的危险因素之一。

硒是体内抗氧化酶中谷胱甘肽过氧化物酶的核心成分。谷胱甘肽过氧化物酶可使体内形成的过氧化物迅速分解,减少脂质过氧化物对心肌细胞和血管内皮细胞的损伤。缺硒可引起心肌损伤,促进冠心病的发展。动物实验发现,缺硒可导致花生四烯酸代谢紊乱,前列腺素合成减少,促进血小板凝集,血管收缩,增加心肌梗死的危险性。

六、膳食预防原则

预防动脉粥样硬化必须以平衡膳食为基础。根据膳食对动脉粥样硬化的影响,膳食调整和控制的原则是:控制总热能摄入,限制膳食脂肪和胆固醇,增加膳食纤维和多种维生素。

1. 控制总热能摄入,保持理想的体重

由于许多动脉粥样硬化患者常合并超重或肥胖,故在膳食中应控制总热能的摄入,并适当增加运动量,使体重保持在正常范围内。

2. 限制脂肪和胆固醇的摄入

减少脂肪摄入量,使脂肪供热能占总热能的 25% 以下,降低饱和脂肪酸的摄入,少吃动物油脂,少吃高胆固醇的食物,每日胆固醇的摄入量应少于 300mg。

3. 多吃大豆,少吃甜食

大豆蛋白有很好的降低血脂的作用,所以应提高大豆及豆制品的摄入量。应限制单糖和双糖的摄入,少吃甜食及含糖饮料,摄入充足的膳食纤维,碳水化合物应占总热能的 60% ～70%。

4. 摄入充足的维生素和矿物质

多吃水果和蔬菜,适当多吃粗粮,以保证充足维生素和各种矿物质的摄入。

5. 饮食宜清淡少盐

为了预防高血压,每日食盐量应限制在 6g 以下。

6. 其他

多吃保护性食品,适当多吃大蒜、洋葱、香菇和木耳等食物,若饮酒应适量或饮低度酒,严禁酗酒。

第二节　膳食营养与糖尿病

糖尿病,中医称之为消渴症。糖尿病患者由于体内胰岛素分泌量不足或者胰岛素效应差,葡萄糖不能进入细胞内,出现糖、脂肪、蛋白质和水电解质等多种代谢紊乱,结果导致血糖升高,尿糖增加,出现多食、多饮、多尿及体力和体重减少的"三多一少"症状,发展下去可发生眼、肾、脑、心脏等重要器官及神经、皮肤等组织的并发症。

一、糖尿病的危险因素

1. 饮食因素

能量和脂肪摄入过多,膳食纤维、维生素和矿物质摄入过少。超过理想体重 50% 者比正常体重者糖尿病的发病率高达 12 倍。

2. 生理病理因素

年龄增大、妊娠、感染、高血脂、高血压和肥胖等。

3. 社会环境因素

经济发达,生活富裕,节奏加快,竞争激烈,应激增多;享受增多,体力活动减少等。

4. 遗传因素

糖尿病是遗传病。有学者提出,在原来贫困时期,由于食物供应不足,人体基因产生一种适应性改变,一旦得到食物,便将食物转变成脂肪储存起来,以供饥饿时维持生命。经过几代遗传,"节约基因"就产生了。有这种基因的人群,在以上危险因素的作用下,容易诱发糖尿病。如太平洋西部赤道附近岛国瑙鲁(Nauru)、非洲岛国毛里求斯(Mauritius)的居民由穷变富后,糖尿病患病率达 20% 以上。

二、糖尿病的饮食控制原则

尽管糖尿病目前不能根治,但现已有充分的证据证明,通过综合治疗以成功控制血糖的方法在减少糖尿病的微血管和神经系统的合并症方面发挥了主要作用。

我国学者结合国内外的实践经验,提出了糖尿病"五套马车"综合治疗原则,即饮食治疗、运动治疗、糖尿病的教育与心理治疗、药物治疗和病情监测,其中饮食治疗对糖尿病控制最为重要。对新确诊的糖尿病患者,一般先采用饮食治疗,在用单纯饮食治疗 1～2 个月效果不佳时,才考虑选用口服降糖药;口服降糖药效果仍不佳时,再选用胰岛素。只要认真执行这 5 条原则,有效控制患者病情,就可减少或避免急性或慢性并发症的发生和发展。

饮食调控是各种类型糖尿病最基本的治疗方法,糖尿病人必须长期坚持。

1. 合理控制总热能

合理控制总热能摄入量是糖尿病饮食调控的总原则,以下各项原则都必须以此为前提。

体重是检验总热能摄入量是否合理控制的简便有效的指标,建议每周称一次体重,并根据体重不断调整食物摄入量和运动量。肥胖者应逐渐减少能量摄入并增加运动量,而消瘦者应适当增加能量摄入,直至实际体重略低于或达到理想体重。

糖尿病患者每天摄入的热能多在 1000～2600kcal,约占同类人群 RDA 的 80%。应根据个人身高、体重、年龄、劳动强度,并结合病情和营养状况确定每日热能供给量。年龄超过 50 岁者,每增加 10 岁,比规定值酌情减少 10% 左右。

2. 选用高分子碳水化合物

碳水化合物供能应占总热能的 60% 左右,一般成人轻劳动强度每天碳水化合物摄入量为 150～300g(相当于主食 200～400g),如果低于 100g,可能发生酮症酸中毒。最好选用糖吸收较慢的谷类淀粉,如玉米、荞麦、燕麦、莜麦、红薯等;限制小分子糖(如蔗糖、葡萄糖等)的摄入。

3. 增加可溶性膳食纤维的摄入

可选用高纤维膳食,建议每日膳食纤维供给量约为 40g。可溶性膳食纤维具有降低血糖、血脂及改善葡萄糖耐量的功效,主张多用。含可溶性膳食纤维较多的食物有魔芋精粉、整粒豆、燕麦麸、香蕉、杏等,玉米和大麦可溶性膳食纤维含量高于稻米。

4. 控制脂肪和胆固醇的摄入

心脑血管疾病及高脂血症是糖尿病常见的并发症,因此糖尿病患者饮食应注意控制脂肪和胆固醇的摄入。每天脂肪供能占总热能的比例应不高于 30%。每天植物油用量宜 20g 左右;一般建议饱和脂肪酸、单不饱和脂肪酸和多不饱和脂肪酸之间的比例为 1:1:1,每天胆固醇摄入量在 300mg 以下,高胆固醇血症患者应限制在 200mg 以下。

5. 选用优质蛋白质

多选用大豆、鱼、禽、瘦肉等食物,优质蛋白质至少占食物总量的 1/3。蛋白质提供的热能可占总热能的 10%～20%,总热能偏低的膳食蛋白质比例应适当提高;伴肝、肾疾患时蛋白质摄入量应降低,此时特别要注意保证优质蛋白质的供给。

6. 丰富的维生素和无机盐

多吃水果和蔬菜,适当多吃粗粮,以保证充足的维生素和各种矿物质的摄入。补充 B 族维生素可改善神经症状,而充足的维生素 C 可改善微血管循环。富含维生素 C 的食物有猕猴桃、柑、橙、柚、草莓、鲜枣等,可在两餐之间食用,摄入甜水果或水果食量较大时要注意替代部分主食,血糖控制不好者要慎用。在无机盐中,铬、锌、钙尤其受到关注,因为三价铬是葡萄糖耐量因子的组成部分,而锌是胰岛素的组成部分,补钙对预防骨质疏松症有益。

7. 合理进餐制度

糖尿病患者的进餐时间很重要,要定时、定量。两餐间隔时间太长容易出现低血糖。一天可安排 3～6 餐,餐次增多时可从正餐中抽出一小部分食物作为加餐用。餐次及其热能分配比例可根据饮食、血糖及活动情况决定,早餐食欲好、空腹血糖正常、上午活动量较大者可增大早餐热能比例。早、午、晚三餐比例可各占 1/3,也可为 1/5、2/5、2/5 或其他比例。

第三节 膳食营养与肥胖

肥胖是指人体脂肪的过量储存,表现为脂肪细胞增多和(或)细胞体积增大,即全身脂肪组织块增大,与其他组织失去正常比例的一种状态。常表现为体重超过相应身高所确定的标准值 20% 以上。

大量的研究表明,肥胖与糖尿病、高血压、高脂血症、癌症等疾病有明显的关系,而且肥胖可增加死亡的危险性。一些研究还证明了肥胖与胆囊炎有关。极度肥胖者肺功能可能发生异常,表现为明显的储备容积减少和动脉氧饱和度降低。肥胖者的内分泌和代谢常发生异常。

针对肥胖病的定义,目前已建立了许多诊断或判定肥胖的标准和方法,常用的方法可分为三大类:人体测量法、物理测量法和化学测量法。下面主要介绍人体测量法。

人体测量法包括身高、体重、胸围、腰围、臀围、肢体的围度和皮褶厚度等参数的测量。根据人体测量数据可以有许多不同的肥胖判定标准和方法,常用的有身高标准体重法和体质指数两种方法。

(1) 身高标准体重法。公式为:肥胖度 = [实际体重(kg) − 身高标准体重(kg)]/身体 × 100%。身高标准体重(kg) = 身高(cm) − 105。评判标准是:凡肥胖度 ≥ 10% 为超重,> 20% ～29% 为轻度肥胖,> 30% 中度肥胖,≥ 50% 为重度肥胖。

(2) 体质指数。公式为:体质指数(BMI) = 体重(kg)/[身高$(m)^2$],单位为 kg/m^2。判断标准为:BMI < 18.5 为不良,18.5～25 为正常,> 25 为超重或肥胖。

一、肥胖的发生机制、影响因素及分类

1. 遗传因素

有学者做过统计,肥胖大约有 40%～70% 由遗传因素决定,环境因素占 30%～60%;甚至有的学者认为,遗传因素只占 30%,而环境因素却占 60% 以上。

2. 社会因素

我国 0～7 岁儿童肥胖发生率调查结果显示,肥胖以每年 7%～8% 的速度递增,儿童肥胖率的递增速度恰巧与我国国民生产总值的增长速度相吻合。随着经济的快速发展,人民的生活水平普遍得到提高。这主要表现在动物性食物、脂肪等高热能食品摄入明显增加;由于交通

的发达、方便快捷,人们的活动量明显减少;由于电视机的普及人们坐着的时间明显比活动时间增多等等。这些因素均会导致能量摄入大于支出,从而引起肥胖。

3.饮食因素

饮食诱导肥胖的原因主要有以下几个方面:在胚胎期,由于孕妇能量摄入过剩,可能造成婴儿出生时体重较重;另外,出生后人工喂养过量,过早添加固体食物和断奶、进食速度快及食量大、偏食、喜食油腻和甜食、吃零食等都可能是造成肥胖的原因。

4.行为心理因素

部分肥胖儿童由于常常受到排斥和嘲笑,因而自卑感强,性格逐渐形成内向抑郁,从而养成了不愿参加集体活动,抑郁寡欢,不愿活动,这些行为心理方面的异常又常常以进食而得到安慰。由此可见,肥胖导致心理、行为问题,而心理、行为问题又促进肥胖,两者相互促进、相互加强,形成恶性循环。

二、肥胖的饮食治疗

肥胖是一种易发现的、明显的,却又是复杂的代谢失调症,可影响整个机体正常功能。肥胖饮食治疗原则是达到能量负平衡,促进脂肪分解。目前,常采用的方法有以下几种。

1.控制总热能摄入量

限制每天的食物摄入量和摄入食物的种类,以便减少摄入的热能。减少热能必须以保证人体能从事正常的活动为原则,一般成人每天总热能摄入量控制在1000kcal左右,最低不应低于800kcal。否则影响正常活动,甚至会对机体造成损害。除控制总热能摄入量外,还应控制三大营养素的生热比,即蛋白质占总热能的25%,脂肪占10%,碳水化合物占65%。因此在选择食物种类上,应多吃瘦肉、奶、水果、蔬菜和谷类,少吃肥肉等油脂含量高的食物,一日三餐食物总摄入量应控制在500g以内。应注意保证蛋白质、维生素、无机盐和微量元素的摄入量达到供给量,以便满足机体正常的生理需要。

2.运动法

长期低强度体力活动(如散步)与高强度体育活动一样有效,这很重要。低强度活动如散步、骑自行车等人们一般容易坚持,常是肥胖病人首选的运动法。通常的做法是,运动疗法和节食法并用,这样会取得有效的减肥效果。

3.非药物疗法

这是我国传统医学在治疗肥胖中所表现出的独到之处。有针刺疗法、耳穴贴压法、艾灸疗法、指针减肥法、推拿按摩法等多种方法,对治疗单纯性肥胖症有一定疗效。

第四节　膳食营养与骨质疏松症

骨质疏松症是绝经后妇女和老年人最为常见的骨代谢性疾病。骨质疏松症是以骨量减少、骨微观结构退化为特征,致使骨的脆性及骨折危险性增加的全身性骨骼疾病。

一、营养与骨质疏松的关系

骨由成骨细胞和破骨细胞组成,是一种代谢方式独特的组织。在人的一生中不断地进行着骨形成和骨吸收两个过程,当骨形成大于骨吸收时,即出现净骨质增加。反之,则造成净骨质丢失。骨量分布随年龄而变化,青春期是骨质增长最快的时期,年均增加 8.5%,在此期间将形成成人骨质峰值的 45%～51%。在生命的第二个 10 年内,长骨生长已经结束,但人体总骨量仍在增加,只是速度明显变慢。在生命的第三个 10 年中,骨量仅增加 12.5%,而且主要集中在头 5 年。接着骨质量将进入一个相对稳定的时期。大约从 40～45 岁开始,骨形成和骨吸收的平衡逐渐转向有利于骨吸收,骨质将以每年 0.2%～0.5% 的恒定速率减少。而女性在更年期前后 10 年内则以 2%～5% 的高速率丢失,然后再回到和男性同样的速率,即以 0.2%～0.5% 的速率丢失骨质直至终生。

从理论上来说,骨成熟时获得骨质较高峰值,即最大骨质量,或者延缓绝经期妇女和老年人随年龄增长而出现的骨质丢失速率,必然会降低骨质疏松症及其骨折发生的危险性。骨质疏松的确切病因迄今尚未完全明了。除了遗传因素外,可能与内分泌、体育锻炼、机械负荷和营养因素有关。在营养因素中,钙、磷和蛋白质是骨质的重要组成成分,尤其是钙在一般食物中含量较低,普通膳食常常不能满足人体需要。而维生素 D 在钙、磷代谢的生理机制上发挥着重要的调节作用,在一些特定人群中也容易缺乏维生素 D。因此,这些营养素的摄入水平与骨质疏松症的发生存在着密切关系。

1. 钙

净骨质增加或丢失必然伴随骨钙的储留或释出。因此,钙平衡实验可以间接地反映机体骨质状况的变化。当正钙平衡时,说明有骨钙的骨质增加;反之,负钙平衡时,则表示有骨钙释出和净骨质丢失。青少年为了获得理想的骨质增长需要更大的正钙平衡。

普遍认为,目前膳食中钙的供给量不能完全满足生长的需要而可能妨碍骨质正常发育。用双微量同位素技术对青春期不同阶段进行研究,认为钙摄入量即使在 900～950mg/d 仍不能获得满意的钙储留;同高摄入钙相比,钙储留每日可能相差 100～150mg。

绝经期妇女骨质疏松症与雌激素水平降低有关。事实上,除雌激素外,适宜的钙摄入对预防绝经后妇女骨质疏松症仍有着不可替代的作用。

2. 磷

增加膳食中磷的摄入量可以降低钙的肠道吸收,由于增加磷摄入的同时可减少肾钙排泄,因此对健康年轻成人钙平衡可能无影响。然而,对于肾功能下降或需要更大正钙平衡的人来说,则可能产生不良影响。特别是高磷低钙的膳食对处于骨质增长期的儿童青少年来说,可能会妨碍其骨质正常的生长发育,而对于钙吸收和转运功能低下的老年人,则可能引起继发性甲状旁腺功能亢进,从而加速与年龄相关的骨丢失。

3. 维生素 D

维生素 D 的体内活性形式为 $1,25\text{-}(OH)_2\text{-}D_3$。从食物中摄入以及在皮肤表皮组织合成的维生素 D 需在肝脏和肾脏进行二次羟化才能转变为这种活性形式。由于老年人户外活动少及肾脏功能降低,血清维生素 D,特别是 $1,25\text{-}(OH)_2\text{-}D_3$ 的浓度常常低于年轻人。$1,25\text{-}(OH)_2\text{-}D_3$ 的数量和效能降低可能是老年人骨质疏松症发生的重要原因之一。适当补充维生素 D 能够延缓骨质丢失和降低骨折发生率。每日补充维生素 D 400IU 的老年人,一年后其 BMD 与对照组相比有明显改善。也曾有人用维生素 D 干预观察骨折发生率的变化,每年肌肉注射一次维生素 D(150000～300000IU),连续观察 4 年,发现其累积骨折发生率明显降低,与对照组比较分别为 2.9% 和 6.1%。可见,老年人保持充足的维生素 D 营养是十分必要的。

4. 蛋白质

蛋白质作为一种独立的营养素在大量摄入时可使尿钙排泄量增加。而尿丢失过多的钙与骨量减少及髋关节骨折发生率升高有关。

5.膳食纤维

尽管普遍认为膳食纤维在肠道内可以与钙和其他矿物质整合,妨碍它们的吸收,进而推测高膳食纤维可能增加骨质丢失和骨质疏松性骨折的危险性。但是,到目前为止,很少有证据表明仅仅膳食纤维高,而其他方面属于平衡的膳食会导致人体钙缺乏。

6.氟

氟由于有抗龋齿作用而被确定为人体必需的微量元素。氟过多摄入可以通过对成骨细胞作用促进骨形成,同时可造成皮质骨骨矿化不全,但是水氟含量在 $0.7 \sim 1.2 mg/L$ 范围内,氟含量与骨质疏松症及其骨折发生率之间无相关性。

与骨代谢有关的营养素和食物成分还包括维生素 A、维生素 C、微量元素硅、硼和尚未确定为人体必需元素的铝等,但它们与骨质疏松症的关系尚不清楚。

二、骨质疏松症的预防措施

从营养角度预防骨质疏松症的重点应放在建立和保持骨质峰值、延缓绝经期妇女及老年人随年龄增长而出现的骨质丢失速率上。在注意平衡膳食,保证足够热能、蛋白质的基础上,提供充足的钙摄入十分重要。美国国家卫生研究所1994年"钙适宜摄入量"研讨会建议,儿童青少年时期钙摄入量应为 $1200 \sim 1500 mg/d$。接受雌激素治疗的绝经期妇女钙摄入量应为 $800 mg/d$,而由于某种原因不能或拒绝接受应用雌激素的妇女钙摄入量至少为 $1000 \sim 1500 mg/d$,70 岁以上的老年人,除了保证 $1500 mg/d$ 的钙摄入外,还应补充维生素 D400 $\sim$ 800IU/d。实际上从长远考虑,45 岁以上的所有人都应保证 $1000 mg/d$ 以上的钙摄入。钙的摄入量只要不超过 $2000 mg/d$,对任何人来说都是安全的。

第五节　膳食营养与肿瘤

癌症研究的根本目的是降低发病率和死亡率。降低发病率主要靠预防,降低死亡率主要靠治疗,而降低死亡率最根本的办法是防止新的肿瘤病人发生。食物是人体联系外环境最直接、最大量的物质,是机体内环境及代谢的物质基础。在食物中既存在许多保护机体的营养素和抗肿瘤成分,也可能存在致癌物或其前体。在癌症的发生发展中,膳食因素既有重要的保护作用,也有重要的病因性作用。因此,研究膳食营养与肿瘤的关系在探讨肿瘤的病因、提出肿瘤防治措施方面占有极其重要的地位。不良的饮食生活方式占全部恶性肿瘤病因的 10% $\sim$ 70%。当前一般公认有 35% 的癌症与饮食有关。

一、膳食因素在癌变过程中的作用

已在动物模型中对化学致癌机制进行深入的研究,并将致癌过程至少分为 3 个阶段,即启动阶段、促进阶段和发展阶段。致癌物质经过代谢既可能变为无毒物质排出体外,也可能变为化学性质高度活跃的亲电子中间产物,当与细胞的各种亲核物质(包括 DNA)发生反应时,在某些部位的反应可导致细胞死亡。含有致癌物化合物的 DNA,可经过酶的作用得到修复,从而恢复正常。然而,如果受致癌物质损害的 DNA 模板在得到修复前就进行复制,则可造成可继承的改变。如果这种损害导致癌基因的激活,则会造成一种起动细胞。某些促进因素可刺激这些起动细胞进行克隆扩增,发展为灶性瘤前病变。大多数情况下,这些瘤前病变会退化消失,但在极少数情况下,瘤前病变的进行性发展导致瘤细胞的出现。在自然界中,也可能存在与实验中观察到的那种可预见顺序的恶性变步骤,但人类癌的发生更可能是导致细胞和组织丧失自身稳定性的基因改变和增殖速度变异的累积,而不是上述分离的3个阶段。在自然状态下,更可能是靶器官中共同存在程度不同的不典型增生细胞和瘤性细胞。此外,现已知道一些环境致癌因素(如香烟)所含致癌物在致癌过程中既作用于初期(启动作用),又作用于晚期(发展作用)。

人类癌的发生,特别是在与膳食因素相互作用的关系上,可分以下几个过程(包括从动物实验中发现的3个过程),即:暴露于有关的致癌物,致癌物的代谢,致癌物与处于分裂状态的细胞成分(尤其是DNA)间的相互作用——启动阶段;DNA损伤修复、细胞死亡或存留以及异常的细胞克隆在组织中复制,该异常克隆生长成可测量的癌前细胞灶——促进阶段;肿瘤生长并扩散到身体的其他部分——发展阶段;宿主的易感性和防御性因素与该过程的每一阶段发生相互作用,并使之发生改变。

在所有人类癌症中,1/3以上与膳食有关。在癌瘤形成过程中的任何一个步骤中,膳食因素都可能起某种作用。

在癌变初期,膳食致癌物可能启动癌变过程,如果膳食富含蔬菜和水果等生物活性物质,可诱导解毒酶,减少或消除致癌物对DNA的损伤;在癌促进阶段,能量平衡和能量转变可能是保持正常细胞行为或使不正常细胞扩展的关键,肥胖可通过某些激素和生长因子的作用增加癌症的危险性,这现象也反过来提示总的能量摄入量和体力活动在癌发生过程中的作用;在癌进展阶段,含有大量脂肪的高能量膳食可产生更多的脂质过氧化物和氧自由基,这些自由基在癌形成后期对DNA、核酸等大分子物质有巨大的破坏作用,然而在植物性食物中广泛存在的抗氧化剂则可减少自由基的产生。总的膳食质量决定于体内营养状况,从而决定着癌变过程的转归。如果膳食中含致癌物质或促癌因素多,而含抗癌成分或抗癌因素少,则促癌;反之则抑癌。

化学物质诱发癌症机制的总过程如图5-1所示。

二、饮食致癌的可能机制

1.饮食中的致癌物或直接前体

膳食致癌物,例如杂环胺、多环芳烃及亚硝胺化合物有可能启动癌变过程;烧焦(碳化)、烟熏、盐渍、腌制的食品含有多种致癌物,能促进胃癌、食管癌的发生。从烘烤油煎(炸)的肉和鱼类食品中分离出19种具有致突变作用的杂环胺类物质,其中10种能诱发大鼠发生乳腺癌。

2.促进内源性致癌物的产生

高脂肪食物可能引发乳腺癌、直肠癌、胰腺癌和前列腺癌。含大量红肉的膳食很可能增加结肠癌、直肠癌的危险性,这类膳食也可能增加胰腺癌、乳腺癌、前列腺癌和肾癌的危险性。不合理的饮食结构和食品加工方式是引发和促进多种癌症发生发展的重要原因。

3.转运致癌物至其作用部位

酒精本身无致癌作用,但可加强其他致癌物的作用,其机制可能是改变了细胞膜的渗透性或作为致癌物的一种溶剂,使该致癌物容易进入对其敏感的器官组织。

4.通过其代谢作用改变了组织对致癌物的易感性

Albans发现高能量食物的摄入能增加患乳腺、直肠、子宫内膜、膀胱、肾、卵巢、前列腺和甲

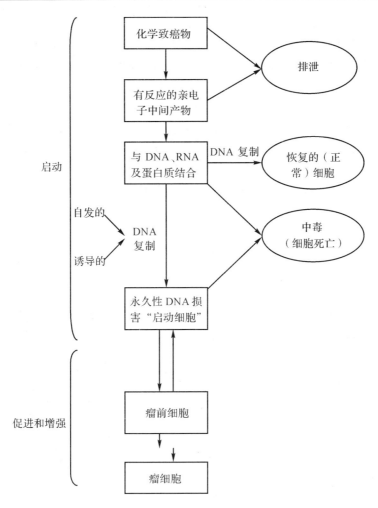

图 5-1 化学致癌物诱发的癌变过程

状腺癌的危险。在维持正常细胞行为方面,能量不平衡(包括能量摄入量和体力活动两方面),很可能通过特异的激素和生长因子增加致肿瘤作用。

5.基因调控

已经表明许多癌基因的结构、转录和表达与营养素密切相关。

6.不良饮食习惯

不良的饮食习惯和嗜好与发生胃癌的危险性有关。不按时就餐的人,患胃癌的相对危险性为 2.65;暴饮暴食者,胃癌的相对危险性为 3.82;进食快者胃癌相对危险性为 1.61;进餐时经常生气者胃癌相对危险性为 7.0;饮食习惯中喜食重盐者胃癌相对危险性为 2.64,烫食者胃癌相对危险性为 2.04,干硬食者胃癌相对危险性为 1.80;而喜生食者相对危险性为 0.63,喜好冷食者胃癌相对危险性为 0.64;喜好软食者胃癌相对危险性为 0.60,相对危险性较低。一般认为,有不良习惯者易使胃黏膜受损,增加对致癌物质的易感性,并容易导致胃肠功能紊乱以致全身代谢紊乱。

三、食物营养与癌症

1.能量和有关因素与癌症

　　膳食能量与癌危险性间的关系是很复杂的,对人和动物的研究都显示能量摄入水平与癌的危险性有关。研究表明,高的能量摄入可能增加胰腺癌的危险性,能量密集的膳食,能量摄入过多和缺乏体力活动三者联合作用所导致的肥胖,可明显增加子宫内膜癌的危险性。同时,也有可能增加绝经后女性的乳腺癌和肾癌的危险性;此外,肥胖可能增加结肠癌和胆囊癌的危险性。经常性体力活动可预防结肠癌,也可降低肺癌和乳腺癌的危险性。动物实验显示,限制能量摄入可降低某些部位癌的危险性。

　　与能量平衡有关的一些相关因素可能影响癌的危险性。这些因素包括能量摄入水平本身、儿童期生长速度和性成熟年龄、成年身体质量和体力活动量。研究证明,婴儿期和儿童期快速生长和月经初潮早,这两种与膳食有关的情况都可增加乳腺癌的危险性。

　　2.碳水化合物与癌症

　　碳水化合物是世界上大多数国家膳食中能量的主要来源。碳水化合物包括淀粉、非淀粉多糖(NSP,膳食纤维的主要成分)和糖,这是一些化学结构上相似但生理效应不同的物质。现有资料一致表明,NSP和纤维含量高的膳食可减少胰腺、结肠、直肠和乳腺等部位癌的危险性;高淀粉的膳食可减少结肠癌、直肠癌的危险性;精制淀粉含量高的膳食可能增加胃癌的危险性;膳食中如果食盐含量较高,蔬菜、水果及其他植物性食物少也可能使胃癌的危险性增加;此外,精制糖含量高的膳食可能增加结肠癌、直肠癌的危险性。

　　关于碳水化合物(淀粉、纤维或糖本身)摄入量的流行病学研究迄今还很少,主要是研究与其有关的食物。一般用谷物和谷物制品的消耗量作为淀粉摄入量的指标,用谷物、蔬菜、水果的消耗量作为纤维摄入量的指标,因此,实际上是比较这些食物的摄入量。因而不大可能确定所观察到的癌危险性的差别究竟是与淀粉或NSP和纤维有关,还是与食物中的其他成分或膳食的其他某些成分有关。此外,膳食中总碳水化合物摄入量与脂肪摄入量呈相反的关系,因此,显示脂肪摄入量与癌危险性有相关的数据,多半也同时显示碳水化合物摄入量与癌危险性之间存在着负相关。世界卫生组织注意到复杂碳水化合物含量高的膳食"似乎有利于降低多种癌的发病率",因而建议膳食总能量的50%～70%应来自复杂碳水化合物;推荐膳食纤维(以NSP表示)的摄入量应在16g～24g/d。

　　有研究报道,蔗糖摄入量与乳腺癌死亡率呈正相关,而复杂的碳水化合物则与乳腺癌死亡率呈负相关的趋势。此外,研究发现蔗糖摄入量多而不同时摄入相应量的膳食纤维可增加结肠癌、直肠癌的危险性。在用二甲基苯蒽诱发大鼠乳腺癌实验中,用简单糖饲养的大鼠其乳腺癌发生率显著高于用淀粉饲养的大鼠。

　　3.脂肪和胆固醇与癌症

　　脂肪是膳食中能量密度最高的成分。它在膳食总能量中所占比例随工业化和城市化的进展而增大。研究表明,总脂肪水平高的膳食可能增加肺、直肠、乳腺、前列腺等部位癌的危险性;动物性脂肪和(或)饱和脂肪水平高的膳食可能增加肺、结肠、直肠、乳腺、子宫内膜、前列腺等部位癌的危险性。胆固醇水平高的膳食可能增加肺癌和胰腺癌的危险性。

　　高脂肪膳食可增加肥胖症的危险性,而肥胖又会增加癌的危险性,因此高脂肪膳食是引起癌的间接危险性因素。肥胖会增加子宫内膜癌的危险性,以及可能增加绝经女性乳腺癌和肾癌的危险性。

　　总脂肪摄入量与其他膳食成分的摄入量有相关性。脂肪的摄入量与蔬菜和水果的摄入量可能呈负相关,而与肉、肉制品和奶制品存在很明显的正相关。

　　大多数研究所涉及人群的脂肪摄入量的差别不够大,难以对摄入量极高与极低的效应进行对比。如果脂肪摄入量低于总能量摄入的 20%～25% 才有防癌作用,那么迄今在欧洲和北美洲已做过的研究中几乎没有一项研究能够发现这一效应,因为在其研究对象中脂肪摄入量低到如此程度的人为数不多。

关于脂肪与经济发达地区常见的癌(包括与肥胖有关的癌)的关系曾进行过广泛的研究。美国科学院在 1982 年报告《膳食、营养与健康》中的结论是:膳食脂肪与癌(特别是乳腺癌和结肠癌)存在因果关系。该报告提出的 6 条膳食指南中有一条便是建议将总脂肪摄入量减少到占总能量的 30%,并附言"将总脂肪摄入量精确地定为 30% 尚无足够的科学数据。但实际上,已有的科学数据表明甚至应该更进一步减少总脂肪的摄入量"。

一般将总脂肪摄入量的上限定为占总能量摄入的 30%,而工业化国家中有时从实际出发定为占总能量摄入的 35%。一般建议饱和脂肪的摄入量不应超过总能量摄入的 10%,建议胆固醇摄入量的上限为 300mg/d。

假如减少脂肪摄入量没有不良作用,那么至少可以认为减少脂肪摄入量的建议是无害的,尽管有关它的好处的证据还不足。然而,许多有严格对照的代谢研究一致地显示,用碳水化合物代替不饱和脂肪(约占大多数西方国家膳食中脂肪的一半)会降低血液中 HDL 胆固醇并增加甘油三酯水平,而不能降低总胆固醇或 LDL 胆固醇的水平。这些改变正是在肥胖者和对胰岛素有抗性者中见到的致动脉粥样硬化脂质模式的特点,因而用碳水化合物代替不饱和脂肪实际上可能增加心血管病的危险性。对发展中国家农村地区体力活动水平非常高、体型瘦的人群或者对健康水平高的运动员来说,高碳水化合物膳食的这些不良效应不大可能成为问题,但是在城市中体力活动少的非肥胖者中这些不良效应会明显得到反映。此外,很多膳食中的植物油是有预防冠心病作用的维生素 E 的主要来源。

4.蛋白质与癌症

蛋白质对癌危险性的影响很难与膳食中其他常量营养素和多种食物的影响区分。在工业化社会中,蛋白摄入量与动物脂肪、肉、总的动物性食物的摄入量以及(在较小程度上)与总能量摄入呈正相关,给癌危险性与蛋白质摄入量的流行病学研究结果的解释带来了困难。

在动物实验中,蛋白质摄入量低有抑癌作用,蛋白质高则对不同部位癌有促进作用。但是,在解释动物实验中关于蛋白质与癌的关系时必须谨慎。大多数实验动物的生长速度远比人类快,对减少蛋白摄入量的反应也远比人类显著。几乎所有人类膳食的蛋白质水平都高于生理需要量,很难找到一种人类膳食的蛋白质水平低到所引起的代谢反应与大鼠对低蛋白质饲料的反应相类似。

就个别某种氨基酸摄入量与癌危险性而言,混合性素食与杂食性膳食的氨基酸成分相似,这意味着对这些不同膳食模式人群的研究很可能发现不了任何个别氨基酸的作用。

一些相关性研究显示,摄入高蛋白质和动物蛋白质与乳腺癌的危险性存在着一定相关性。总的说来,摄入高动物蛋白质有可能增加乳腺癌的危险性,但证据尚不足。

5.酒精与癌症

酒精可增加口腔、咽、喉和食管癌危险性,如果饮酒者同时还吸烟则这种危险性会大大增加。酒精增加原发性肝癌危险性(很可能是通过酒精中毒肝硬化所致)。即使饮酒量很少也可能增加结肠癌、直肠癌和乳腺癌的危险性。一般说来,危险性随饮酒量而变化,饮酒量越多,危险性的增加越明显。

摄入酒精必定会影响其他常量营养素的摄入。特别是处于能量平衡状态的大量饮酒者,其他常量营养素的摄入会显著减少,其膳食的其他方面也可能很差。例如,这些人可能只摄食很少的蔬菜和水果。酗酒者和大量饮酒者常常也吸烟。这些都与癌危险性有关。

6. 维生素与癌症

类胡萝卜素、维生素 C 和叶酸的摄入量随植物性食物(特别是蔬菜和水果)摄入量的增多而增加。视黄醇只存在于动物性食物中。维生素 E 最常见的和含量最丰富的来源是植物油。维生素补充剂与癌危险性的关系目前还不太清楚。

(1)类胡萝卜素。关于 β-胡萝卜素可降低癌危险性的假说是晚近才提出来的。早年的一些研究的注意力集中于视黄醇。这是因为视黄醇在细胞分化中起作用,还因为动物实验显示大剂量视黄醇可抑制人工诱发的癌。很多证据显示,类胡萝卜素可改变一些部位癌的危险性,其中以摄入大量类胡萝卜素可降低肺癌危险性的证据最为有力。动物实验的结果支持 β-胡萝卜素有对抗肺癌的作用。摄入较多的类胡萝卜素或 β-胡萝卜素有保护食管的作用。总的说来,膳食中的类胡萝卜素有可能降低食管癌的危险性。一些实验研究显示,β-胡萝卜素可抑制胃癌的发生。类胡萝卜素有可能降低胃癌的危险性。此外,类胡萝卜素含量高的膳食有可能降低结肠、直肠、乳腺和子宫颈等部位癌的危险性。

(2)维生素 C。有相当多的证据显示,维生素 C 可影响一些部位癌的危险性。一项预先收集血样的前瞻性研究的结果显示,死于胃癌者的血清维生素 C 的基础水平低于未患胃癌者。一项地区性相关研究曾报告,血清维生素 C 水平与胃癌有较弱的保护性相关。动物实验显示,维生素 C 可抑制肿瘤的形成。慢性萎缩性胃炎发生的降低、胃癌的危险性降低与维生素 C 的摄入量较高有关,慢性萎缩性胃炎患者的胃液中维生素 C 浓度较低。维生素 C 含量高的膳食很可能降低胃癌的危险性。

维生素 C 含量高的膳食有可能降低口腔及咽部癌的危险性。高水平的维生素 C 摄入量对食管癌有明显的保护作用。维生素 C 含量高的膳食有可能降低食管癌的危险性。维生素 C 含量高的膳食也有可能降低肺癌的危险性。动物实验显示,维生素 C 可影响胰腺癌的发生率。维生素 C 含量高的膳食有可能降低胰腺癌的危险性。此外,维生素 C 含量高的膳食有可能降低宫颈癌的危险性。

(3)叶酸。有少量证据显示,叶酸可能影响癌的危险性。研究发现,结肠癌危险性的下降与叶酸摄入量较高有关,研究还发现叶酸摄入量与直肠癌也有一定相关性,结肠、直肠腺瘤的危险性与叶酸和蛋氨酸的摄入量少有关。叶酸和蛋氨酸摄入量低使结肠癌、直肠癌危险性的增加并可因摄入大量酒精而加重。有证据显示,叶酸和蛋氨酸含量高的膳食可能有降低结肠癌、直肠癌危险性的作用。

(4)视黄醇。由于视黄醇在细胞分化中的作用使许多研究者对它在人类癌症中的作用产生兴趣。大量流行病学研究分析了维生素 A 摄入量与癌危险性间的相关性。关于视黄醇与一些部位癌危险性间的相关性有相当多的证据,其中以视黄醇摄入量与皮肤黑色素瘤的危险性负相关的证据最为有力。

(5)维生素 E。有少量证据显示,维生素 E 有可能影响癌的危险性。维生素 E 含量高的膳食有可能降低肺癌和子宫颈癌的危险性。关于膳食维生素 E 高可降低结肠癌、直肠癌危险性的证据不足,但提示摄入量高者的危险性较低。

7. 矿物质与癌症

与癌危险性关系比较密切的矿物质和微量元素为钙(及维生素 D)、硒、碘和铁。其他矿物质和微量元素与癌危险性关系的证据不多。

研究表明,缺乏碘的膳食很可能增加甲状腺癌的危险性。然而,其他膳食成分混杂影响的可能性是相当大的。长时间大量摄入碘[超过每日推荐供给量（RDA/RDI）的 100 倍]可阻断甲状腺对碘的摄取，导致甲状腺肿。研究发现,甲状腺癌危险性增加与大量摄入富含碘的食物（如海产品）有关。生态学研究和动物实验得到的数据也支持这一相关性。碘含量过高的膳食有可能增加甲状腺癌的危险性。

高的钙摄入量可能使结肠癌和直肠癌危险性轻微地下降。高硒膳食可能预防肺癌,但关于对其他部位癌影响的数据很少。高铁膳食可能增加肝癌和结肠癌、直肠癌的危险性,关于对其他部位癌是否有影响的证据还不足。动物实验发现,铁缺乏可抑制大鼠肝肿瘤的发展,而铁过多则促进小鼠肝癌的生成。然而,由膳食引起的铁摄入过多是极为罕见的。

8. 其他生物活性化合物与癌症

谷物、蔬菜、水果、豆类及其他植物性食物除含维生素和矿物质之外,还含有多种具有生物活性的微量成分。

这些生物活性化合物包括:葱属化合物、二硫醇硫酮、异硫氰酸盐、类萜烯化合物、异黄酮类、蛋白酶抑制物、植酸、多酚类、葡萄异硫氰酸盐和吲哚、类黄酮类、植物固醇、皂苷类和香豆素类。

葱属化合物存在于葱属蔬菜中,包括洋葱、大蒜、大葱和韭菜。正是这些化合物才使葱属植物具有特殊的风味及香气,以及多种报道的医药作用。虽然近年来已经找到了一些看来合理的生物学途径,但是所取得的动物实验结果尚缺少流行病学证据的支持。这一情况意味着关于这些化合物对癌危险性的影响现在还不能作出任何确定性的评价。尽管如此,摄入大量葱属化合物有可能降低胃癌的危险性。

二硫醇硫酮和异硫氰酸盐、苯甲基异硫氰酸盐、苯乙基异硫氰酸盐及萝卜硫素等均存在于十字花科蔬菜中。异硫氰酸盐也存在于其他一些蔬菜及调料中,也可人工合成。

D-柠檬烯是研究得最多的一种类萜烯化合物,它是柑橘类水果果皮油的重要成分,常被添加到非酒精性饮料、冰激凌、甜食、烘烤食品、果冻、布丁及口香糖中作为调味剂。在美国,一般认为 D-柠檬烯是一种安全的食品香料。

植物雌激素类物质(包括黄酮类及木脂素类)存在于植物性食物中。谷物和豆类(包括高粱、小米,特别是大豆)均含异黄酮类化合物;其含量因收获的时间和生长地点的不同而异。木脂素类的主要来源是整粒谷物食品、种子。谷物中的木脂素类的前体存在于用现代碾磨方法去除的一部分中,因此,哺乳动物结肠内的细菌可利用摄入其前体来制造木脂素类。

类黄酮类物质存在于水果、蔬菜、咖啡、茶、可乐及含酒精饮料中。槲皮黄酮、四羟基黄酮和杨梅黄酮是广泛分布在多种蔬菜和水果中的黄酮醇类。浆果、番茄、薯类、蚕豆、西兰花、意大利南瓜及洋葱是槲皮黄酮最丰富的来源。萝卜、辣椒、甘蓝及莴苣菜中四羟基黄酮含量较高。其他一些类黄酮类物质(柑橘黄酮、川皮苷及芸香苷)存在于柑橘类水果中。

其他一些酚类化合物存在于新鲜蔬菜和水果中,茶和果酒中含量也较高。水果和果仁,特别是草莓、树莓、黑莓、核桃及美洲山核桃中含有高浓度的鞣花酸。

蛋白酶抑制物广泛分布于多种植物中,谷物和豆类中含量尤其丰富。在谷物(包括大麦、小麦、燕麦及黑麦)中,蛋白酶抑制物质占水溶性蛋白质的 5%～10%。大豆、菜豆及鹰嘴豆及其他豆类中均含有蛋白酶抑制物,并在制成罐头或加工(包括制成豆腐)后仍有残留。

植酸(肌醇六磷酸)主要存在于谷物、硬果、种子及豆类中。谷物和蔬菜中典型的植酸含量按干重计分别为 0.1%～2.0% 及 0.01%～0.1%。芝麻、利马豆、花生及大豆中植酸含量很高,按干重计算分别为 5.4%、2.5%、1.9% 及 1.4%。

葡糖异硫氰酸盐存在于十字花科蔬菜中,其中约 30% 是芸苔葡糖硫苷。蔬菜中芸苔葡糖硫苷的含量受遗传、生长条件及收获时成熟程度等因素的影响。在烹饪和咀嚼过程中,葡糖异硫氰酸盐被植物酶(硫葡萄糖苷酶)分解,产生异硫氰盐和吲哚。

植物固醇(包括 β-谷固醇、茶籽固醇及豆固醇)存在于多种蔬菜中,在大多数膳食中约占固醇总含量的 20%。

皂苷存在于各种植物性食物中,大豆中含量特别高,约占干重的 5%。

葱属化合物可能通过诱导酶的解毒系统而具有抗癌作用。也有人曾推测葱属蔬菜是通过在胃内抑制细菌将硝酸盐转化为亚硝酸盐而起到防癌作用的。葱属化合物具有抗菌性,可能其有抗幽门螺杆菌的作用。

一般认为,二硫醇酮是通过抑制一些使致癌物活化的酶或通过诱导一些解毒酶而起防癌作用的。

异硫氰酸盐类是一种具有阻断和抑制两种作用的物质。而且它们还可诱导解毒酶,并可抑制细胞内已经向癌发展的肿瘤的表达。某些异硫氰酸盐有致甲状腺肿作用。

萜类,如 D-柠檬烯,被认为可通过诱导一组称为谷胱甘肽转移酶的酶而预防癌的发生。

植物雌激素有多种生物学效应。它们具有抗病毒、抗激素和生长抑制作用。植物雌激素有弱的雌激素作用,能与类固醇激素竞争一些酶和受体,它们也刺激肝脏产生与性激素结合的球蛋白。通过这些途径可能改变类固醇激素的代谢,还可能通过抑制依赖激素的癌细胞的生长和增殖而降低癌的危险性。

在植物中,类黄酮作为强抗氧化剂和金属离子螯合剂起作用;它们还有驱避作用,防止某些病毒、真菌及动物摄食这种植物。一般认为类黄酮是无毒的,与植物的生物碱不同。

酚类化合物也参与诱导解毒系统。已经发现一些酚类化合物可通过与硝酸根结合形成 C-亚硝基苯酚化合物,从而抑制 N-亚硝基化作用。蛋白酶抑制物通过与蛋白酶的催化部位形成一些复合物以竞争性地抑制蛋白酶的作用。蛋白酶在某些癌细胞的侵袭能力中可能起重要的作用。

植酸与某些阳离子结合形成不溶性盐类,从而改变肠道对某些矿物质的吸收和氧化还原能力。虽然实验研究显示植酸有抗癌性,但其机制还不明确,有可能是控制癌细胞的增殖。谷胱甘肽可能是最重要的细胞内抗氧化物质,它可能进化成为一种能够预防氧毒性的分子。

吲哚-3-原醇可增强微粒体混合功能氧化酶的活性。此种增强酶活性的效应不是直接的,因为它对多种致癌化合物既有活化作用也有解毒作用。吲哚类物质更为特异性的作用是可以增强雌二醇在肝脏内的 2-羟化过程。雌二醇从 16-羟化向 2-羟化的转变使其雌激素活性降低,从而可能预防与雌激素有关的癌。

虽然大部分植物固醇在肠道内几乎完全不被吸收,但它们可影响胆固醇的吸收和代谢,可能还影响类固醇的代谢。

皂苷类物质虽然无毒,但可引起摄入动物的不良生理学反应。它们对多种细胞引起细胞毒效应并抑制细胞生长。皂苷在肠道内与胆酸结合,妨碍胆酸的再循环。已知在动物中皂苷有抑制肿瘤的作用。

四、防癌的膳食建议

通过切实可行的合理膳食措施和健康生活方式,全球的癌症发病率可望减少 30% ~ 40%。世界癌症研究基金会(WCRF)和美国癌症研究会(AICR)专家小组提出了以下 14 条膳食建议。

1.食物多样

吃多种蔬菜、水果、豆类和粗加工的富含淀粉的主食,以营养适宜的植物性食物为主。

2.维持适宜体重

成人期平均体质指数(BMI)在 21～23 范围内,个人可维持在 18.5～25;避免体重过轻或过重,整个成人期体重增加值不要超过 5kg。

3.保持体力活动

每天至少 1 小时快步走加上每周 1 小时跑步或类似运动量,使体力活动水平达到 1.75 以上。体力活动水平是指一个人一天 24 小时消耗的总能量与其基础代谢能量之比值。

4.蔬菜和水果

全年每天吃 400～800g 蔬果,它们提供的能量占一天总能量的 7%～14%。每天保持 3～5 种蔬菜、2～4 种水果的摄入,特别注意摄入富含维生素 A 原的深色蔬菜和富含维生素 C 的水果。

5.其他植物性食物

吃多种来源的淀粉或富含蛋白质的植物性食物,尽可能少吃加工食品,限制甜食使其能量在总摄入能量的 10% 以下。

6.酒精饮料

建议不要饮酒,尤其反对过度饮酒,孕妇、儿童、青少年不应饮酒。如要饮酒,应尽量减少用量。男性每天饮酒不要超过一天总摄入能量的 5%,女性不要超过 2.5%。

7.肉食

每天红肉(指牛、羊、猪肉及其制品)摄入量在 80g 以下,其能量摄入在总摄入能量的 10% 以下,尽可能选择禽、鱼肉。

8.总脂肪和油

总脂肪和油提供的能量在总摄入能量的 15%～30%,限制动物脂肪摄入,植物油也要限量。

9.盐

成人每天用盐不超过 6g,儿童按 4.2MJ 能量摄入 3g 盐计算。摄入碘食盐以预防甲状腺肿。

10.贮藏

注意防止易腐食物受到霉菌污染。不要吃霉变的食物。

11.保存

未吃完的易腐食物应保存在冰箱或冷柜里。

12.添加剂和残留物

应对食物添加剂、农药及其残留物以及其他化学污染物制订并监测安全限量,在经济不发达国家尤其要注意。

13.食物制备加工

烹调鱼、肉的温度不要太高,不要吃烧焦的食物,避免肉汁烧焦,尽量少吃烤肉、腌腊食品。

14.膳食补充剂

如遵循以上膳食原则,则不必用膳食补充剂来减少癌症的危险性。

第六节　膳食营养与免疫

免疫力是人体重要的生理功能。在人的一生中,它始终与传染性疾病、非传染性疾病、肿瘤以及衰老过程相抗衡。营养因素是机体依存的最为重要的环境因素之一,它是维持人体正常免疫功能和健康的物质基础。人体营养状况对免疫功能有重要的影响,这种影响主要表现在:机体营养不良将导致免疫系统功能受损,而免疫防御功能受损使机体对病原的抵抗力下降,有利于感染的发生和发展,三者形成恶性循环。

目前研究比较多的是关于蛋白质、维生素 A、维生素 E、维生素 C、铁、锌、硒等与免疫功能的关系。

一、蛋白质与免疫功能

蛋白质营养不良往往与热能不足同时存在,并常伴有多种维生素、矿物质及微量元素缺乏。因此,阐述蛋白质与免疫功能的关系,就是对蛋白质—热能营养不良进行研究。蛋白质是机体免疫防御功能的物质基础,如上皮、黏膜、胸腺、肝脏、脾脏、白细胞等组织器官,以及血清中的抗体和补体等,都是主要由蛋白质参与构成。当蛋白质营养不良时,这些组织器官的结构和功能均受到不同程度的影响。概括地说,免疫器官和细胞免疫功能受损较重,体液免疫受损不大,当蛋白质营养状况改善后,免疫功能可恢复。

1. 免疫器官

蛋白质—热能营养不良明显影响胸腺及外周淋巴器官的正常结构。胸腺萎缩,脾脏重量减轻,淋巴结亦呈现髓质细胞减少和生发中心活性低于正常,集合淋巴结几乎完全消失。当营养不良状况改善后,除胸腺外,各免疫器官重量开始增长和恢复正常。营养不良对胸腺的损伤是不可逆的,一旦受损,其结构和功能恢复极为缓慢。

2. 细胞免疫

细胞免疫即 T 淋巴细胞介导的免疫,T 淋巴细胞是在胸腺形成的淋巴细胞。蛋白质—热能营养不良主要影响 T 淋巴细胞的数量和功能,外周血中 T 淋巴细胞总数显著减少,T 淋巴细胞分泌的具有各种免疫功能的淋巴因子的数量减少。中性粒细胞趋化性移动缓慢,杀菌活力降低。蛋白质—热能营养不良被纠正后,以上变化可很快逆转。

3. 体液免疫

体液免疫是通过 B 淋巴细胞发育并产生免疫球蛋白实现的。蛋白质—热能营养不良时,机体合成免疫球蛋白的能力所受影响不大,但如果 PEM 发生在婴幼儿期,则产生免疫球蛋白的能力可受到损害,当营养状况改善后,功能得到恢复。蛋白质—热能营养不良时,上皮及黏膜组织分泌液中 SIgA 显著减少,溶菌酶水平下降,使皮肤与黏膜局部排除抗原的能力减弱,病原体得到生长繁殖机会,甚至可导致感染扩散。

二、维生素与免疫功能

维生素中与免疫关系密切的是维生素 A、维生素 E、维生素 C 及吡哆醇。

1. 维生素 A

维生素 A 及衍生物作为一种营养因素从多方面影响免疫系统的功能。维生素 A 缺乏时,皮肤、黏膜局部免疫力降低而易于诱发感染。淋巴器官萎缩,NK 细胞活性降低,细胞免疫反应下降,使机体对细菌、病毒、寄生虫等抗原成分产生的特异抗体明显减少。维生素 A 缺乏时,Th 细胞活化途径损伤,影响分泌细胞因子白细胞介素 2(IL-2)、IL-4 和 IL-5。补充适量维生素 A,可以发挥佐剂作用提高机体的免疫应答作用,并能产生抑制肿瘤效用。但过量应用维生素 A 制剂是有害的。

2.维生素 E

维生素 E 是体内的抗氧化剂,同时又是一种有效的免疫调节剂。在人体和实验动物的免疫过程中有着重要的作用。研究表明,维生素 E 在一定剂量范围内能促进免疫器官的发育和免疫细胞的分化,且在一定剂量范围内呈现剂量—效应关系,但当维生素 E 含量过高时上述作用反而降低。

维生素 E 对机体免疫力的作用,可能是通过降低前列腺素的合成和(或)减少自由基的形成而实现的。在氧化反应中释放出来的氧自由基,损害了免疫细胞膜结构,导致免疫细胞正常功能的损伤。而维生素 E 能抑制自由基的形成,维持膜的稳定性。维生素 E 与微量元素硒有协同作用,可能是通过对谷胱甘肽过氧化物酶系统而起作用。

3.维生素 C

维生素 C 是人体免疫系统所必需的维生素,维生素 C 缺乏便免疫功能降低。维生素 C 主要提高吞噬细胞的活性,健康人服用维生素 C,可增强循环血中中性粒细胞的趋化性;免疫功能异常者服用维生素 C 能改善中性粒细胞的移动和杀菌功能。维生素 C 参与免疫球蛋白的合成,促进淋巴母细胞生成和免疫因子产生,提高机体对外来或恶变细胞的识别和吞噬。

三、微量元素与免疫

微量元素中,与免疫功能关系较密切的是铁和锌。

1.铁

铁是人体必需的微量元素,又是较易缺乏的营养素,铁缺乏特别多见于儿童与生育期妇女。尤其是婴幼儿和儿童的免疫系统发育尚不完善,易感染疾病,预防铁缺乏对这一人群有着更重要的意义。大量的研究结果表明,铁缺乏损害免疫功能,使人体与实验动物抗感染能力降低,轻度铁缺乏即可引起免疫功能受损,主要表现在对细胞免疫的损伤,而对体液免疫影响不大;当铁营养状况改善后,免疫功能得到恢复。铁缺乏对免疫功能的影响,主要表现在:铁缺乏时,胸腺萎缩,胸腺的重量减轻,体积变小,胸腺内淋巴组织分化不良,不成熟的 T 淋巴细胞增多。铁缺乏时,吞噬细胞的杀菌活性降低,虽然中性粒细胞的吞噬能力未受影响,但杀菌能力下降。组织内的吞噬细胞、巨噬细胞的趋向细菌、吞噬和杀灭细菌的能力均降低。铁缺乏对人类体液免疫无明显影响,B 淋巴细胞数量、免疫球蛋白水平和补体成分均正常。

2.锌

锌是在免疫功能方面研究最多的元素。它对维持免疫系统的正常发育和功能起主要作用。锌缺乏对免疫系统的影响十分迅速而且明显。包括对免疫器官、细胞免疫、体液免疫及免疫网络的相互作用均有影响。锌缺乏影响胸腺发育,或使胸腺萎缩。补锌后可使萎缩的胸腺逆转。锌缺乏可使细胞免疫功能下降,即使轻度锌缺乏,脾和周围血中的淋巴细胞数减少几乎近一半,T 淋巴细胞杀伤肿瘤细胞的能力降低,同时 NK 细胞活性降低。补充锌后可增强淋巴细胞对 PHA 和 ConA 诱导的增殖反应。锌缺乏小鼠体内抗 SRBC 的 IgG 减少,经补锌后可增加抗体滴度。

附 录 常见食物营养成分表 *

食物名称	食部(%)	水分(g)	能量(kcal)	蛋白质(g)	脂肪(g)	碳水化合物(g)	膳食纤维(g)	胆固醇(mg)	维生素A(μgRE)	胡萝卜素(μg)	硫胺素(mg)	核黄素(mg)	维生素C(mg)	维生素E(mg)	钙(mg)	钾(mg)	钠(mg)	铁(mg)	锌(mg)
谷类及制品:																			
粳米(标一)	100	13.7	343	7.7	0.6	77.4	0.6	—	—	—	0.16	0.08	—	1.01	11	97	2.4	1.1	1.45
粳米饭(标一)	100	70.6	117	2.6	0.3	26.2	0.2	—	—	—	—	0.03	—	—	7	39	3.3	2.2	1.36
粳米粥	100	88.6	46	1.1	0.3	9.9	0.1	—	—	—	—	0.03	—	—	7	13	2.8	0.1	0.2
小麦粉(标准粉)	100	12.7	344	11.2	1.5	73.6	2.1	—	—	—	0.28	0.08	—	1.8	31	190	3.1	3.5	1.64
挂面	100	12.3	346	10.3	0.6	75.6	0.7	—	—	—	0.19	0.04	—	1.04	17	129	184.5	3	0.94
馒头	100	43.9	221	7	1.1	47	1.3	—	—	—	0.04	0.05	—	0.65	38	138	165.1	1.8	0.71
油条	100	21.8	386	6.9	17.6	51	0.9	—	—	—	0.01	0.07	—	13.72	42	106	572.5	2.3	0.97
玉米(鲜)	46	71.3	106	4	1.2	22.8	2.9	—	—	—	0.16	0.11	16	0.46	—	238	1.1	1.1	0.9
玉米(面)	100	12.1	341	8.1	3.3	75.2	5.6	—	7	40	0.26	0.09	—	3.8	22	249	2.3	3.2	1.42
小米	100	11.6	358	9	3.1	75.1	1.6	—	17	100	0.33	0.1	—	3.63	41	284	4.3	5.1	1.87
小米粥	100	89.3	46	1.4	0.7	8.4	—	—	—	—	0.02	0.07	—	0.26	10	19	4.1	1	0.41
薯类、淀粉及制品:																			
马铃薯	94	79.8	76	2	0.2	17.2	0.7	—	5	30	0.08	0.04	27	0.34	8	342	2.7	0.8	0.37
马铃薯粉	100	12	337	7.2	0.5	77.4	1.4	—	20	120	0.08	0.06	24	0.43	171	1075	4.7	10.7	1.22
甘薯	90	73.4	99	1.1	0.2	24.7	1.6	—	125	750	0.04	0.04	26	0.28	23	130	28.5	0.5	0.15
甘薯粉	100	14.5	336	2.7	0.2	80.9	0.1	—	3	20	0.03	0.05	—	—	33	66	26.4	10	0.29
藕粉	100	6.4	372	1.2	—	93	0.1	—	—	—	—	0.01	—	—	8	35	10.8	17.9	0.15
干豆类及制品:																			
黄豆	100	10.2	359	35	16	34.2	15.5	—	37	220	0.41	0.2	—	18.9	191	1503	2.2	8.2	3.34
黄豆粉	100	6.7	418	32.7	18.3	37.6	7	—	63	380	0.31	0.22	—	33.69	207	1890	3.6	8.1	3.89
豆浆	100	96.4	14	1.8	0.7	1.1	1.1	—	15	90	0.02	0.02	—	0.8	10	48	3	0.5	0.24
豆腐(内酯)	100	89.2	49	5	1.9	3.3	0.4	—	—	—	0.06	0.03	—	3.26	17	95	6.4	0.8	0.55

注: * 摘自中国食物成分表,2002

续表

食物名称	食部 (%)	水分 (g)	能量 (kcal)	蛋白质 (g)	脂肪 (g)	碳水化合物 (g)	膳食纤维 (g)	胆固醇 (mg)	维生素A (μgRE)	胡萝卜素 (μg)	硫胺素 (mg)	核黄素 (mg)	维生素C (mg)	维生素E (mg)	钙 (mg)	钾 (mg)	钠 (mg)	铁 (mg)	锌 (mg)
豆腐皮	100	16.5	409	44.6	17.4	18.8	0.2	—	—	—	0.31	0.11	—	20.63	116	318	536	13.9	3.81
豆腐干	100	65.2	140	16.2	3.6	11.5	0.8	—	—	—	0.03	0.07	—	—	308	140	76.5	4.9	1.76
腐竹	100	7.9	459	44.6	21.7	22.3	1	—	—	—	0.13	0.07	—	27.8	77	553	26.5	16.5	3.69
素鸡	100	64.3	192	16.5	12.5	4.2	0.9	—	10	60	0.02	0.03	—	17.8	319	42	373.8	5.3	1.74
烤麸	100	68.6	121	20.4	9.3	0.2	—	—	—	—	0.04	0.05	—	0.42	30	25	230	2.7	1.19
绿豆	100	12.3	316	21.6	0.8	62	6.4	—	22	130	0.25	0.11	—	10.95	81	187	3.2	6.5	2.18
赤小豆	100	12.6	309	20.2	0.6	63.4	7.7	—	13	80	0.16	0.11	—	14.36	74	860	2.2	7.4	2.2
蚕豆	93	11.5	304	24.6	1.1	59.9	10.9	—	8	50	0.13	0.23	2	1.6	31	1117	86	8.2	3.42
蚕豆(炸)	100	10.5	446	26.7	20	40.4	0.5	—	—	—	0.16	0.12	—	5.15	207	742	547.9	3.6	2.83
豌豆	100	10.4	313	20.3	1.1	65.8	10.4	—	42	250	0.49	0.14	—	8.47	97	823	9.7	4.9	2.35
蔬菜类及制品：																			
白萝卜	95	93.4	21	0.9	0.1	5	1	—	3	20	0.02	0.03	21	0.92	36	173	61.8	0.5	0.3
红萝卜(红皮)	94	91.6	27	1.2	0.1	6.4	1.2	—	3	20	0.03	0.04	3	1.2	11	110	62.7	2.8	0.69
胡萝卜	97	87.4	43	1.4	0.2	10.2	1.3	—	668	4010	0.04	0.04	16	—	32	193	25.1	0.5	0.14
刀豆	92	89	36	3.1	0.3	7	1.8	—	37	220	0.05	0.07	15	0.4	49	209	8.5	4.6	0.84
豆角	96	90	30	2.5	0.2	6.7	2.1	—	33	200	0.05	0.07	18	2.24	29	207	3.4	1.5	0.54
荷兰豆	88	91.9	27	2.5	0.3	4.9	1.4	—	80	480	0.09	0.04	16	0.3	51	116	8.8	0.9	0.5
黄豆芽	100	88.8	44	4.5	1.6	4.5	1.5	—	5	30	0.04	0.07	8	0.8	21	160	7.2	0.9	0.54
绿豆芽	100	94.6	18	2.1	0.1	2.9	0.8	—	3	20	0.05	0.06	6	0.19	9	68	4.4	0.6	0.35
豌豆苗	86	89.6	34	4	0.8	4.6	1.9	—	445	2667	0.05	0.11	67	2.46	40	222	18.5	4.2	0.77
西红柿	97	94.4	19	0.9	0.2	4	0.5	—	92	550	0.03	0.03	19	0.57	10	163	5	9	0.13
茄子	93	93.4	21	1.1	0.2	4.9	1.3	—	8	50	0.02	0.04	5	1.13	24	142	5.4	0.5	0.23
甜椒	82	93	22	1	0.2	5.4	1.4	—	57	340	0.03	0.03	72	0.59	14	142	3.3	0.8	0.19
辣椒(青)	84	91.9	23	1.4	0.3	5.8	2.1	—	57	340	0.03	0.04	62	0.88	15	209	2.2	0.7	0.22

续表

食物名称	食部(%)	水分(g)	能量(kcal)	蛋白质(g)	脂肪(g)	碳水化合物(g)	膳食纤维(g)	胆固醇(mg)	维生素A(μgRE)	胡萝卜素(μg)	硫胺素(mg)	核黄素(mg)	维生素C(mg)	维生素E(mg)	钙(mg)	钾(mg)	钠(mg)	铁(mg)	锌(mg)
冬瓜	80	96.6	11	0.4	0.2	2.6	0.7	—	13	80	0.01	0.01	18	0.08	19	78	1.8	0.2	0.07
苦瓜	81	93.4	19	1	0.1	4.9	1.4	—	17	100	0.03	0.03	1	0.01	25	90	2	0.3	1.77
南瓜	85	93.5	22	0.7	0.1	5.3	0.8	—	148	890	0.03	0.04	8	0.36	16	145	0.8	0.4	0.14
丝瓜	83	94.3	20	1	0.2	4.2	0.6	—	15	90	0.02	0.04	5	0.22	14	115	2.6	0.4	0.21
大蒜头	85	66.6	126	4.5	0.2	27.6	1.1	—	5	30	0.04	0.06	7	1.07	39	302	19.6	1.2	0.88
葫芦	87	95.3	15	0.7	0.1	3.5	0.8	—	7	40	0.02	0.01	11	—	16	87	0.6	0.4	0.14
蒜苗	82	88.9	37	2.1	0.4	8	1.8	—	47	280	0.11	0.08	35	0.81	29	226	5.1	1.4	0.46
韭菜	90	91.8	26	2.4	0.4	4.6	1.4	—	235	1410	0.02	0.09	24	0.96	42	247	8.1	1.6	0.43
韭芽	88	93.2	22	2.3	0.2	3.9	1.2	—	43	260	0.03	0.05	15	0.34	25	192	6.9	1.7	0.33
大白菜	87	94.6	17	1.5	0.1	3.2	0.8	—	20	120	0.04	0.05	31	0.76	50	—	57.5	0.7	0.38
小白菜	81	94.5	15	1.5	0.3	2.7	1.1	—	280	1680	0.02	0.09	28	0.7	90	178	73.5	1.9	0.51
菜花	82	92.4	24	2.1	0.2	4.6	1.2	—	5	30	0.03	0.08	61	0.43	23	200	31.6	1.1	0.38
西兰花	83	90.3	33	4.1	0.6	4.3	1.6	—	1202	7210	0.09	0.13	51	0.91	67	17	18.8	1	0.78
菠菜	89	91.2	24	2.6	0.3	4.5	1.7	—	487	2920	0.04	0.11	32	1.74	66	311	85.2	2.9	0.85
芹菜茎	67	93.1	20	1.2	0.2	4.5	1.2	—	57	340	0.02	0.06	8	1.32	80	206	159	1.2	0.24
芹菜叶	100	89.4	31	2.6	0.6	5.9	2.2	—	488	2930	0.08	0.15	22	2.5	40	137	83	0.6	1.14
生菜	81	95.7	15	1.4	0.4	2.1	0.6	—	60	360	—	0.1	20	—	70	100	80	1.2	0.43
香菜	81	90.5	31	1.8	0.4	6.2	1.2	—	193	1160	0.04	0.14	48	0.8	101	272	48.5	2.9	0.45
莴苣	62	95.5	14	1	0.1	2.8	0.6	—	25	150	0.02	0.02	4	0.19	23	212	36.5	0.9	0.33
莴苣叶	89	94.2	18	1.4	0.2	3.6	1	—	147	880	0.06	0.1	13	0.58	34	148	39.1	1.5	0.51
春笋	66	91.42	20	2.4	0.1	5.1	2.8	—	5	30	0.05	0.04	5	—	8	300	6	2.4	0.43
冬笋	39	88.1	40	4.1	0.1	6.5	0.8	—	13	80	0.08	0.08	1	—	22	—	—	0.1	—
黄花菜	98	40.3	199	19.4	1.4	34.9	7.7	—	307	1840	0.05	0.21	10	4.92	301	610	59.2	8.1	3.99
慈姑	89	73.6	94	4.6	0.2	19.7	1.4	—	—	—	0.14	0.07	4	2.16	14	707	39.1	2.2	0.99
菱角(老)	57	73	98	4.5	0.1	21.4	1.7	—	2	10	0.19	0.06	13	—	7	437	5.8	0.6	0.62

续表

食物名称	食部(%)	水分(g)	能量(kcal)	蛋白质(g)	脂肪(g)	碳水化合物(g)	膳食纤维(g)	胆固醇(mg)	维生素A(μgRE)	胡萝卜素(μg)	硫胺素(mg)	核黄素(mg)	维生素C(mg)	维生素E(mg)	钙(mg)	钾(mg)	钠(mg)	铁(mg)	锌(mg)
藕	88	80.5	70	1.9	0.2	16.4	1.2	–	3	20	0.09	0.03	44	0.73	39	243	44.2	1.4	0.23
茭白	74	92.2	23	1.2	0.2	5.9	1.9	–	5	30	0.02	0.03	5	0.99	4	209	5.8	0.4	0.33
芋艿	84	78.6	79	2.2	0.2	18.1	1	–	27	160	0.06	0.05	6	0.45	36	378	33.1	1	0.49
菌藻类:																			
黑木耳(干)	100	15.5	205	12.1	1.5	65.6	29.2	–	17	100	0.17	0.44	–	11.34	247	757	48.5	97.4	3.18
香菇(干)	95	12.3	211	20	1.2	61.7	31.6	–	3	20	0.19	1.26	5	0.66	83	464	11.2	10.5	8.57
平菇	93	92.5	20	1.9	0.3	4.6	2.3	–	2	10	0.06	0.16	4	0.79	5	258	3.8	1	0.61
蘑菇(鲜)	99	92.4	20	2.7	0.1	4.1	2.1	–	2	10	0.08	0.35	2	0.56	6	312	8.3	1.2	0.92
金针菇	100	90.2	26	2.4	0.4	6	2.7	–	5	30	0.15	0.19	2	1.14	–	195	4.3	1.4	0.39
白木耳	96	14.6	200	10	1.4	67.3	30.4	–	8	50	0.05	0.25	–	1.26	36	1588	82.1	4.1	3.03
海带	98	70.5	77	1.8	0.1	23.4	6.1	–	40	240	0.01	0.1	–	1.85	46	246	8.6	0.9	0.16
紫菜(干)	100	12.7	207	26.7	1.1	44.1	21.6	–	228	1370	0.27	1.02	2	1.82	264	1796	710.5	54.9	2.47
水果类:																			
苹果	76	85.9	52	0.2	13.5	1.2	3	–	3	20	0.06	0.02	4	2.12	4	119	1.6	0.6	0.19
香梨	89	85.5	46	0.3	0.1	13.6	2.7	–	12	70	–	–	–	–	6	90	0.8	0.4	0.19
鸭梨	82	88.3	43	0.2	0.2	11.1	1.1	–	2	10	0.03	0.03	4	0.31	4	77	1.5	0.9	0.1
桃子	86	86.4	48	0.9	0.1	12.2	1.3	–	3	20	0.01	0.03	7	1.54	6	166	5.7	0.8	0.34
李子	91	90	36	0.7	0.2	8.7	0.9	–	25	150	0.03	0.02	5	0.74	8	144	3.8	0.6	0.14
枣(鲜)	87	67.4	122	1.1	0.3	30.5	1.9	–	40	240	0.06	0.09	243	0.78	22	375	1.2	1.2	1.52
枣(大、干)	88	14.5	298	2.1	0.4	81.1	9.5	–	–	–	0.08	0.15	14	3.04	64	524	6.2	2.3	0.65
枣(小、干)	81	19.3	294	1.2	1.1	76.7	7	–	–	–	0.04	0.5	–	1.31	23	65	7.4	1.5	0.23
葡萄(鲜)	86	88.7	43	0.5	0.2	10.3	0.4	–	8	50	0.04	0.02	25	0.7	5	104	1.3	0.4	0.18
柿子	87	80.6	71	0.4	0.1	18.5	1.4	–	20	120	0.02	0.02	30	0.12	9	151	0.8	0.2	0.08
沙棘	87	71	119	0.9	1.8	25.5	0.8	–	640	6840	0.05	0.21	204	0.01	104	359	28	8.8	1.16

续表

食物名称	食部(%)	水分(g)	能量(kcal)	蛋白质(g)	脂肪(g)	碳水化合物(g)	膳食纤维(g)	胆固醇(mg)	维生素A(μgRE)	胡萝卜素(μg)	硫胺素(mg)	核黄素(mg)	维生素C(mg)	维生素E(mg)	钙(mg)	钾(mg)	钠(mg)	铁(mg)	锌(mg)
无花果	100	81.3	59	1.5	0.1	16	3	—	5	30	0.03	0.02	2	1.82	67	212	5.5	0.1	1.42
柑橘	77	86.9	51	0.7	0.2	11.9	0.4	—	148	890	0.08	0.04	28	0.92	35	154	1.4	0.2	0.08
菠萝	43	73.2	103	0.2	0.3	25.7	0.8	—	3	18	0.06	0.05	18	—	12	113	0.8	0.6	0.14
芒果	60	90.6	32	0.6	0.2	8.3	1.3	—	150	897	0.01	0.04	23	1.21	—	138	2.8	0.2	0.09
香蕉	59	75.8	91	1.4	0.2	22	1.2	—	10	60	0.02	0.04	8	0.24	7	256	0.8	0.4	0.18
枇杷	62	89.3	39	0.8	0.2	9.3	0.8	—	—	—	0.01	0.03	8	0.24	17	122	4	1.1	0.21
荔枝	73	81.9	70	0.9	0.2	16.6	0.5	—	2	10	0.1	0.04	41	—	2	151	1.7	0.4	0.17
哈密瓜	71	91	34	0.5	0.1	7.9	0.2	—	153	920	—	0.01	12	—	4	190	26.7	—	0.13
西瓜	56	93.3	25	0.6	0.1	5.8	0.3	—	75	450	0.02	0.03	6	0.1	8	87	3.2	0.3	0.1
硬果、种子类：																			
胡桃(干)	43	5.2	627	14.9	58.8	19.1	9.5	—	5	30	0.15	0.14	1	43.21	56	385	6.4	2.7	2.17
山核桃(干)	24	2.2	601	18	50.4	26.2	7.4	—	5	30	0.16	0.09	1	43.21	56	385	6.4	2.7	2.17
栗子(干)	73	13.4	345	5.3	1.7	78.4	1.2	—	5	30	0.08	0.15	25	11.45	—	—	8.5	1.2	0.32
松子(炒)	31	3.6	619	14.1	58.5	21.4	12.4	—	5	30	—	0.11	—	25.2	161	612	3	5.2	5.49
杏仁(炒)	91	2.1	600	25.7	51	18.7	9.1	—	17	100	0.15	0.71	—	—	141	—	—	3.9	—
腰果	100	2.4	552	17.3	36.7	41.6	3.6	—	8	49	0.27	0.13	—	3.17	26	503	251.3	4.8	4.3
花生(炒)	71	4.1	589	21.7	48	23.8	6.3	—	10	60	0.13	0.12	—	12.94	47	563	34.8	1.5	2.03
葵花子(炒)	52	2	616	22.6	52.8	17.3	4.8	—	5	30	0.43	0.26	—	26.46	72	491	1322	6.1	5.91
西瓜子(炒)	43	4.3	573	32.7	44.8	14.2	4.5	—	—	—	0.04	0.08	—	1.23	28	612	187.7	8.2	6.76
南瓜子	68	4.1	574	36	46.1	7.9	4.1	—	—	—	0.08	0.16	TR	27.28	37	672	15.8	6.5	7.12
畜、禽、鱼肉类：																			
猪肉(肥瘦)	100	46.8	395	13.2	37	2.4	—	80	18	—	0.22	0.16	—	0.35	6	204	59.4	1.6	2.06
猪肉(肥)	100	8.8	807	2.4	88.6	0	—	109	29	—	0.08	0.05	—	0.24	3	23	19.5	1	0.69
猪肉(瘦)	100	71	143	20.3	6.2	1.5	—	81	44	—	0.54	0.1	—	0.34	6	305	57.5	3	2.99
猪大排	68	58.8	264	18.3	20.4	1.7	—	165	12	—	0.8	0.15	—	0.11	8	274	44.5	0.8	1.72

续表

食物名称	食部(%)	水分(g)	能量(kcal)	蛋白质(g)	脂肪(g)	碳水化合物(g)	膳食纤维(g)	胆固醇(mg)	维生素A(μgRE)	胡萝卜素(μg)	硫胺素(mg)	核黄素(mg)	维生素C(mg)	维生素E(mg)	钙(mg)	钾(mg)	钠(mg)	铁(mg)	锌(mg)
猪小排	72	58.1	278	16.7	23.1	0.7	—	146	5	—	0.3	0.16	—	0.11	14	230	62.2	1.4	3.36
猪耳	100	69.4	176	19.1	11.1	0	—	92	—	—	0.05	0.12	—	0.85	6	58	68.2	1.3	0.35
猪蹄	60	58.2	260	22.6	18.8	0	—	192	3	—	0.05	0.1	—	0.01	33	54	101	1.1	1.14
猪肚	96	78.2	110	15.2	5.1	0.7	—	165	3	—	0.07	0.16	—	0.32	11	171	75.1	2.4	1.92
猪肝	97	70.7	129	19.3	3.5	5	—	228	4972	—	0.21	2.08	20	0.86	6	235	68.6	22.6	5.78
猪脑	100	78	131	10.8	9.8	0	—	2571	—	—	0.11	0.19	—	0.96	30	259	130.7	1.9	0.99
猪心	97	76	119	16.6	5.3	1.1	—	151	13	—	0.19	0.48	4	0.74	12	260	71.2	4.3	1.9
猪肾	93	78.8	96	15.4	3.2	1.4	—	354	41	—	0.31	1.14	13	0.34	12	217	134.2	6.1	2.56
猪血	100	85.8	55	12.2	0.3	0.9	—	51	—	—	0.03	0.04	—	0.2	4	56	56	8.7	0.28
腊肉	100	31.1	498	11.8	48.8	2.9	—	123	96	—	—	—	—	6.23	22	416	763.5	7.5	3.49
猪肉松	100	9.4	396	23.4	11.5	49.7	—	111	44	—	0.04	0.13	—	10.02	41	313	469	6.4	4.28
香肠	100	19.2	508	24.1	40.7	11.2	—	82	—	—	0.48	0.11	—	1.05	14	453	2309.2	5.8	7.65
火腿	100	47.9	330	16	27.4	4.9	—	120	46	—	0.28	0.09	—	0.8	3	220	1086.7	2.2	2.16
牛肉(肥瘦)	99	72.8	125	19.9	4.2	2	—	84	7	—	0.04	0.14	—	0.65	23	216	84.5	3.3	4.73
牛肉(瘦)	100	75.2	106	20.2	2.3	1.2	—	58	6	—	0.07	0.13	—	0.35	9	284	53.6	2.8	3.71
羊肉(肥瘦)	90	65.7	203	19	14.1	0	—	92	22	—	0.05	0.14	—	0.26	6	232	80.6	2.3	3.22
驴肉(肥瘦)	100	73.8	116	21.5	3.2	0.4	—	74	72	—	0.03	0.16	—	2.76	2	325	46.9	4.3	4.26
狗肉	80	76	116	16.8	4.6	1.8	—	62	12	—	0.34	0.2	—	1.4	52	140	47.4	2.9	3.18
兔肉	100	76.2	102	19.7	2.2	0.9	—	59	26	—	0.11	0.1	—	0.42	12	284	45.1	2	1.3
鸡	66	69	167	19.3	9.4	1.3	—	106	48	—	0.05	0.09	—	0.67	9	251	63.3	1.4	1.09
鸭	68	63.9	240	15.5	19.7	0.2	—	94	52	—	0.08	0.22	—	0.27	6	191	69	2.2	1.33
鸡蛋	88	73.8	156	12.8	11.1	1.3	—	585	194	—	0.13	0.32	—	1.84	56	154	131.5	2	1.1
鸭蛋	97	70.3	180	12.6	13	3.1	—	565	261	—	0.17	0.35	—	4.98	62	135	106	2.9	1.67
草鱼	58	77.3	113	16.6	5.2	0	—	86	11	—	0.04	0.11	—	2.03	38	312	46	0.8	0.87
黄鳝	67	78	89	18	1.4	1.2	—	126	50	—	0.06	0.98	—	1.34	42	263	70.2	2.5	1.97
带鱼	76	73.3	127	17.7	4.9	3.1	—	76	29	—	0.02	0.06	—	0.82	28	280	150.1	1.2	0.7

续表

食物名称	食部(%)	水分(g)	能量(kcal)	蛋白质(g)	脂肪(g)	碳水化合物(g)	膳食纤维(g)	胆固醇(mg)	维生素A(μgRE)	胡萝卜素(μg)	硫胺素(mg)	核黄素(mg)	维生素C(mg)	维生素E(mg)	钙(mg)	钾(mg)	钠(mg)	铁(mg)	锌(mg)
明虾	57	79.8	85	13.4	1.8	3.8	-	273	-	-	0.01	0.04	-	1.55	75	238	119	0.6	3.59
虾皮	100	42.4	153	30.7	2.2	2.5	-	428	19	-	0.02	0.14	-	0.92	991	617	5057.7	6.7	1.93
扇贝(鲜)	35	84.2	60	11.1	0.6	2.6	-	140	-	-	tr	0.1	-	11.85	142	122	339	7.2	11.69
牡蛎	100	82	73	5.3	2.1	8.2	-	100	27	-	0.01	0.13	-	0.81	131	200	462.1	7.1	9.39
乳类：																			
牛奶	100	89.8	54	3	3.2	3.4	-	15	24	-	0.03	0.14	1	0.21	104	109	37.2	0.3	0.42
酸奶	100	84.7	72	2.5	2.7	9.3	-	15	26	-	0.03	0.15	1	0.12	118	150	39.8	0.4	0.53
全脂奶粉	100	2.3	478	20.1	21.2	51.7	-	110	14	-	0.11	0.73	4	0.48	676	449	260.1	1.2	3.14
糕点及糖果类：																			
蛋糕	100	18.6	347	8.6	5.1	67.1	0.4	-	86	-	0.09	0.09	-	2.8	39	77	67.8	2.5	1.01
牛奶饼干	100	6.5	429	8.5	13.1	70.2	1	81	22	-	0.09	0.02	-	7.23	49	110	196.4	2.1	1.52
巧克力	100	1	586	4.3	40.1	53.4	1.5	-	-	-	0.06	0.08	-	1.62	111	254	111.8	1.7	1.02
奶糖	100	5.6	407	2.5	6.6	84.5	-	-	-	-	0.08	0.17	-	-	50	75	222.5	3.4	0.29
水晶糖	100	1	395	0.2	0.2	98.2	-	-	-	-	0.04	0.05	-	-	-	9	107.8	3	1.17
油脂及其他类：																			
混合油	100	-	900	-	99.9	0.1	-	-	-	-	-	-	-	12.04	-	2	10.5	4.1	1.27
猪油(炼)	100	0.2	897	-	99.6	0.2	-	93	27	-	0.02	0.03	-	5.21	75	-	-	-	-
酱油	100	67.3	63	5.6	0.1	10.1	0.2	-	-	-	0.05	0.13	-	-	66	337	5757	8.6	1.17
醋	100	90.6	31	2.1	0.3	4.9	-	-	-	-	0.03	0.05	-	-	17	351	262.1	6	1.25

食物名称	酒精浓度(%)	重量(g)	能量(kcal)	蛋白质(g)	脂肪(g)	碳水化合物(g)	膳食纤维(g)	胆固醇(mg)	维生素A(ugRE)	胡萝卜素(ug)	硫胺素(mg)	核黄素(mg)	维生素C(mg)	维生素E(mg)	钙(mg)	钾(mg)	钠(mg)	铁(mg)	锌(mg)
含酒精类饮料：																			
啤酒	5.3	4.3	32	0.4	-	-	-	-	-	-	0.15	0.04	-	-	13	47	11.4	0.4	0.3
葡萄酒	12.9	10.2	72	0.1	-	-	-	-	-	-	0.02	0.03	-	-	21	33	1.6	0.6	0.8
黄酒	10	8.6	66	1.6	-	-	-	-	-	-	0.02	0.05	-	-	41	26	5.2	0.6	0.52
蒸馏酒(58度)	58	50.1	351	-	-	-	-	-	-	-	0.05	-	-	-	1	-	0.5	0.1	0.04

注：- 为未检出

参 考 书 目

1. 吴坤主编. 营养与食品卫生学. 北京:人民卫生出版社(第 5 版), 2004
2. 冯磊主编. 烹饪营养学. 北京:高等教育出版社(第 2 版), 2005
3. 张爱珍主编. 医学营养学. 北京:人民卫生出版社(第 2 版), 2004
4. 闻芝梅主编. 现代营养学. 北京:人民卫生出版社(第 7 版), 1998

图书在版编目（CIP）数据

基础营养学 / 冯磊主编. —杭州：浙江大学出版社，
2005.10（2022.3 重印）
ISBN 978-7-308-04467-7

Ⅰ.基… Ⅱ.冯… Ⅲ.营养学－基本知识 Ⅳ.R151

中国版本图书馆 CIP 数据核字（2005）第 110326 号

基础营养学

冯　磊　主编

责任编辑　秦　瑕
封面设计　刘依群
出版发行　浙江大学出版社
　　　　　（杭州市天目山路 148 号　邮政编码 310007）
　　　　　（网址：http://www.zjupress.com）
排　　版　杭州青翊图文设计有限公司
印　　刷　杭州杭新印务有限公司
开　　本　787mm×1092mm　1/16
印　　张　8.5
字　　数　218 千
版　　次　2005 年 10 月第 1 版　2022 年 3 月第 14 次印刷
书　　号　ISBN 978-7-308-04467-7
定　　价　25.00 元